AF462440

PHYSIOLOGIE,

MÉDECINE ET MÉTAPHYSIQUE

DU

MAGNÉTISME.

OUVRAGES DU MÊME AUTEUR :

—

OBSERVATIONS DE MÉDECINE MAGNÉTIQUE.

—

NOTICE SUR LE FLUIDE MAGNÉTIQUE.

ORLÉANS. — IMPRIMERIE DE DANICOURT-HUET.

PHYSIOLOGIE,

MÉDECINE ET MÉTAPHYSIQUE

DU

MAGNÉTISME,

Par J. Charpignon,

MÉDECIN A ORLÉANS.

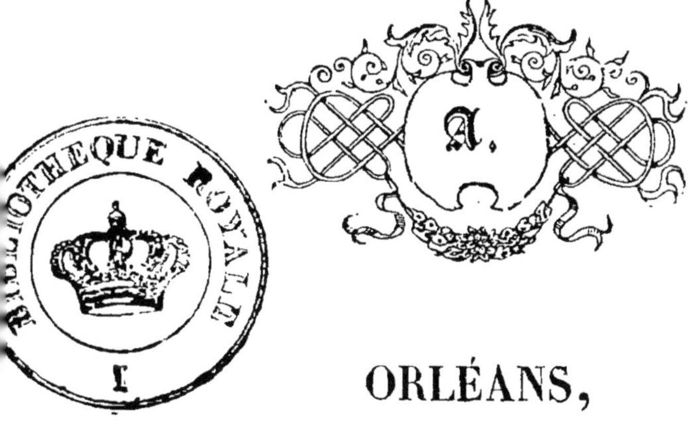

ORLÉANS,

PESTY, LIBRAIRE, RUE D'ESCURES, 3.

PARIS,

GERMER-BAILLIÈRE, RUE DE L'ÉCOLE-DE-MÉDECINE.

1841.

INTRODUCTION.

> « C'est un devoir de travailler à la réhabilitation des idées morales qui entreront un jour dans le lien religieux des peuples ; et quand on a un tel oreiller de conscience, qu'importent les railleries que votre nom peut réveiller. »
>
> G. DROUINEAU.

L'HUMANITÉ doit atteindre un but, et l'homme, sans avoir toujours conscience de la part qu'il apporte à la marche ascensionnelle, est contraint de travailler au grand œuvre.

Toutes les sciences, tous les arts qui s'inspirent aux lumières de la vraie philosophie sont les degrés de la perfectibilité, et chaque idée nouvelle qui jaillit parmi les intelligences est un progrès, un progrès non pour le siècle qui l'enfante, mais pour celui qui suit.

Faudrait-il se décourager à la vue des amertumes qui ont accompagné la vie de tous les novateurs? Faudrait-il, parce que Mesmer et tous ceux qui ont défendu et fait connaître la science du magnétisme ont été traités de visionnaires et de fourbes, faudrait-il renfermer en soi ce que l'on sait être vrai et utile? Sans doute celui qui préférerait, au triomphe de la vérité, des joies et du repos durant ses jours, devrait agir ainsi; mais cette indifférence n'est pas possible pour tous : car il est des hommes pour lesquels une vérité est un rayon émané d'en haut, qui les embrase et les pousse, comme malgré eux, à proclamer et à répandre ce qu'ils ont connu.

Le magnétisme aura une influence puissante sur l'avenir de l'humanité; car on peut le considérer comme une doctrine qui révèle à l'homme le mystère de son organisation physique et psychique, en même temps qu'elle lui montre la voie par laquelle Dieu l'attire à lui. Combien donc sont coupables ceux qui, par intérêt, par ignorance ou par de ridicules préventions, viennent entraver la marche de cette science nouvelle. Que peut l'égoïsme, que peut la sottise, que peut l'apathie, que peuvent de vains scrupules devant la vérité ? Quelque temps d'arrêt, quelques luttes, quelques hommes sacrifiés, voilà ce que peut le vertige insensé d'un esprit révolté. Et que pèse cela dans l'éternité ?..... Ce qui est vrai triomphe toujours ; les hommes passent et la vérité demeure.

Qu'il y a de choses à dire sur le magnétisme ! Il touche en effet à tout ce qui intéresse l'homme. L'étude des lois qui régissent le monde physique n'est-elle pas déjà éclairée de nouvelles lumières depuis les observations du somnambulisme ? Ces phénomènes d'antipathies et de sympathies, observés dans chaque règne de la nature, sont maintenant expliqués très-naturellement par la démonstration de l'origine commune de tous ces agens de puissance, ces fluides divers que la physique avait spécialisés comme essentiels. Le jour n'est pas loin où un magnétiseur agira par son fluide sur un instrument comme le physicien agit sur un électromètre par le fluide électrique, sur un galvanomètre par le fluide électro-magnétique, et sur une aiguille aimantée par le fluide magnétique du globe. Bien plus, on arrivera à modifier par le fluide nerveux les autres fluides, et à reconnaître ainsi l'identité de tous ces agens.

L'art de guérir aussi sera profondément modifié dans ses principes et dans sa pratique. Quelle bizarrerie! retourner à la médecine de l'intuition! revenir à ces pratiques mystérieuses de l'antiquité! Mais cette transformation s'accomplira avec plus de fatigues que celle qui éclairera les sciences physiques, car ici il y a des passions à combattre.

Et la philosophie, que recevra-t-elle de nos travaux? Elle prendra des bases certaines; le scepticisme aura satisfaction, car il pourra toucher ces mystères du spiritualisme qui heurtaient sa raison.

Ces trois catégories répondent aux besoins les plus impérieux de l'esprit humain : désir de connaître, instinct de conservation, sentiment des choses métaphysiques. Toujours les génies qui ont brillé sur la terre ont cherché, chacun dans sa sphère, à dérober ce triple secret; mais tous ceux qui n'ont voulu pour flambeau que la raison humaine ont dévié de la route, témoins les médecins, qui ont complètement oublié la médecine instinctive, témoins les philosophes, qui ont fait mille sectes.

Nous croyons que l'étude approfondie du magnétisme doit remettre dans la voie qu mène à la vérité la physique, la médecine et la philosophie.

Pour faire comprendre nos idées sur l'avenir du magnétisme, il nous a fallu traiter ensemble les trois points de vue sur lesquels nous désirons appeler l'attention des savans. Il est évident que le cadre était trop vaste pour qu'il fût parfaitement rempli ; aussi n'avons-nous pu entrer dans tous les développemens que nous savons devoir être donnés ; mais nous avons tâché de réunir ce qui était indispensable à l'intelligence des phénomènes du magnétisme. Nous sommes convaincu qu'il sera possible, après l'étude que nous avons suivie, de reconnaître la valeur médicale et l'importance philosophique que peut atteindre la science que nous avons été appelé à connaître.

Nous avons nommé le magnétisme une doctrine, parce qu'il peut devenir pour ceux qui l'étudient un code de maximes.

Nous l'avons appelé science, parce qu'il révèle la connaissance des lois qui régissent le monde physique et le monde moral.

Nous l'appelons un art, parce que sa pratique exige travail et expérience, et qu'il est perfectible.

PHYSIOLOGIE DU MAGNÉTISME.

I.

Génération du fluide magnétique.

Quand l'homme, faisant usage de ses facultés réflectives, se met à contempler par un vaste coup-d'œil la nature entière, il est frappé de voir chaque objet trahir d'une manière plus ou moins expressive le mouvement qui germe dans son sein. Il voit tout s'agiter, passer, se transformer dans cet immense foyer que l'on appelle le monde; et s'il interroge la philosophie sur la cause de ces grands phénomènes, il en apprend que c'est la vie. Mais si, voulant aller plus loin, l'homme demande à la philosophie moderne ce que c'est que la vie et d'où elle vient, il éprouve un sentiment d'insuffisance en l'entendant répondre que la vie c'est « l'état complexe des effets produits par l'harmonie des parties du tout. » Cette définition est celle de la physiologie relativement à la vie humaine; car elle aussi rejette une force vitale essentielle en elle-même, cause première et non l'effet d'un mécanisme organisé.

L'intelligence n'est pas satisfaite, parce qu'elle sent que tout doit sortir de l'unité, que l'unité est principe et essence, et que, quelque tranchée qu'apparaisse une individualité, elle ne peut être qu'un des modes de manifestation de l'unité, de l'être, de Dieu.

C'est en vain que la science a reconnu comme causes essentielles et principes de vie, la lumière, le calorique, les fluides électriques, magnétiques ; ces puissances ne sont que des transformations d'une force première, increéée et éternelle. Tout est sorti de Dieu, vit par lui et en lui.

Cette révélation de saint Jean et de saint Paul était d'accord avec la philosophie de l'Inde, qui la formulait en disant que : « Tout ce qu'il y a de matériel dans l'univers est une expansion de la divinité, qui a créé le monde comme une araignée produit sa toile, en la tirant d'elle-même et la reprenant quand elle veut. »

Les philosophes de l'antiquité avaient distingué que les phénomènes qui faisaient l'individualité des corps n'étaient que l'effet d'un agent moteur qui, par le mouvement, sa faculté constitutive, posait les molécules dans des conditions de relation, et leur donnait l'activité et la vie. Cet agent fut le fluide universel de Moïse, de Philon, de Pythagore, le *cubis* d'Hippocrate, l'*impetum faciens* de Bœrhaave, l'esprit, *spiritus*, de saint Paul.

Une lumière surnaturelle, une révélation du créateur pouvait seule faire connaître le principe de la vie des mondes. Cette révélation a été donnée, et nous admettons, sur la parole de l'Apôtre, Dieu lui-même comme principe de vie. C'est sa troisième manifestation, son esprit, son soufle, sa vie enfin, qui, sous l'acte de sa pensée et de sa volonté, s'est répandue sur la matière informe et inerte et qui l'a vivifiée. Voilà le sens de la formule mystique : « En lui nous sommes, en lui et par lui nous vivons. » Voilà aussi l'origine du magnétisme, la volonté mise en acte.

Une fois la vie donnée, les propriétés intrinsèques des atomes devaient, par les lois des affinités, composer les individualités, qui dès lors, devenues centres d'action, devaient agir comme causes modificatrices du principe de vie, et se l'assimiler selon les fins de leur création.

Cette doctrine était celle de Descartes, pour qui le mouvement était une substance distincte de la matière ; tout était plein d'un fluide, et c'était par lui que les planètes circulaient. Newton, au contraire, avait fait du mouvement une propriété de la matière; il assurait que tout était vide, et que les astres gravitaient en vertu d'une force relative agissant à travers de grands espaces, sans qu'il y eût aucun intermédiaire.

L'intelligence humaine voulait résoudre le problème de la cause de la vie. Descartes et Newton avaient posé les deux extrêmes; Mesmer parut et il en dicta la solution par cet aphorisme :

« La portion du mouvement universel que l'homme a reçue en partage dans son origine, et qui d'abord, modifiée dans son moule matrice, est devenue tonique, a déterminé sa formation et le développement des viscères et de toutes les autres parties organiques constitutives. »

Cette pensée de Mesmer se trouve exprimée dans les œuvres du philosophe Maxwel, qui vivait un siècle avant lui, et ceci sera à considérer pour l'histoire du magnétisme. Maxwel dit : « C'est par l'esprit universel que tout est maintenu dans son état. Rien de ce qui est corps ou matière n'a d'activité s'il n'est animé par cet esprit, et s'il ne lui sert en quelque sorte de forme et d'instrument. L'esprit de vie universel qui descend du ciel, pur, inaltérable comme la lumière, est la source de la vie qui existe en chaque chose, car c'est lui qui les forme, les multiplie et leur donne la puissance de se propager. »

Tant que les corps ont pu être analysés, leur constitution intime a été connue du savant, ainsi que les lois qui les régissaient ; mais lorsqu'il a fallu opérer sur des agens qui manifestaient leur existence seulement par des effets, sans pouvoir être appréciés substantiellement, le physicien a fait pour ces agens ce qu'il avait fait pour les corps qu'il n'a pu décomposer et qu'il a appelés simples ; il a créé autant de divisions qu'il a vu de manifestations distinctes, et il a défini ces agens *fluides impondérables* : jusqu'à ce jour la science en admet cinq. Cette théorie n'est pas rigoureusement vraie; car si l'origine de tous les corps et agens de la nature n'a pu être amenée à une identité absolue, c'est la suite de l'insuffisance de nos moyens d'investigation et de l'infirmité de notre synthèse, parce que, comme je l'ai avancé au commencement, tout est sorti de l'unité, et chaque chose n'est qu'une de ses expressions. Déjà, pourtant, la science a suivi la filiation de certains agens et a commencé la grande synthèse que j'ai annoncée.

Ainsi les observations d'Herschell prouvent que la lumière n'est qu'une modification du calorique. Les rayons du prisme échauffent plus ou moins les corps sur lesquels on les dirige, et le rayon rouge, le moins réfrangible, est aussi celui qui donne le plus de chaleur. — Newton lui-même observa que les corps inflammables étaient plus réfringens que leur densité ne le comportait, et il en déduisit que le diamant et l'eau devaient renfermer un principe combustible. Le temps a prouvé qu'il avait raison. Les recherches récentes du professeur italien Matteuci indiquent l'analogie du fluide électrique et de la lumière; car, ayant exposé un électromètre condensateur au soleil, il vit les feuilles d'or diverger, de plus les parois de la cage de verre, éclaïrés des rayons solaires, attiraient aussi les feuilles d'or. Il plaça ensuite des lames de verre au soleil, et il en obtint de l'électricité qui n'était pas due à la chaleur, parce qu'ayant chauffé les mêmes verres au même degré, il n'obtint aucun signe à l'électromètre.

Le professeur Barlocci, ayant décomposé la lumière, fit tomber les rayons rouge et violet sur deux disques de cuivre teints en noir, ayant chacun un fil métallique. Il établit la communication des fils sur une grenouille, et chaque fois que le contact avait lieu il se manifestait des contractions.

Les qualités dissemblables qui semblent individualiser les fluides que nous examinons ne sont donc que relatives et subordonnées aux milieux qui reçoivent le principe générateur. Ainsi les couleurs n'existent dans le rayon lumineux qu'autant que celui-ci est modifié par certains corps, et chaque rayon sera, par suite de son rang, plus ou moins éloigné de la puissance première, c'est-à-dire réunira plus ou moins les vertus électrique, galvanique, magnétique. En effet, nous avons vu le rayon rouge être plus électrique que le violet. Eh bien! il est aussi plus magnétique, je veux dire qu'il a plus d'analogie avec le fluide nerveux de l'homme, et que seul il peut avoir la même action sur les tempéramens impressionnables au magnétisme. On a constaté que le rouge, non-seulement à l'état luminescible, mais à l'état de couleur fixe, mettait en somnambulisme quelques malades, tandis que le violet les irritait et les fatiguait constamment.

Les métaux sont les corps les plus électro-magnétiques : cela tient à ce que leurs molécules ont plus d'affinité pour concentrer le principe vital et lui imprimer la modification électro-magnétique. Selon la nature de ces molécules, la modification est plus ou moins parfaite ; elle a plus ou moins de rapports avec celle que l'organisme humain fait subir au fluide générateur. Cette propriété les a fait classer dans un certain ordre de puissance électro-magnétique, et c'est justement cet ordre qui saisit les systèmes nerveux et les impressionne à la manière du magnétisme animal. Ainsi tous les somnambules magnétiques ou cataleptiques sont d'autant plus désagréablement affectés que le métal qui les touche occupe un rang plus inférieur, tandis que leur souffrance diminue en remontant l'échelle; en sorte que l'or et le platine, les premiers des métaux, leur font éprouver un sentiment de bien-être et augmentent leurs forces. Je reviendrai sur cette intéressante partie de l'électro-magnétisme dans une prochaine leçon.

Si maintenant nous fixons notre attention sur le règne animal, nous allons voir l'organisme s'assimiler le principe de vie selon les fins de chaque espèce, et nous arriverons à l'homme, qui, synthèse de tous les animaux, prépare en son système nerveux un fluide, dernière expression des transformations qu'a subies l'esprit de vie au sortir de l'unité, et pouvant alors opérer l'union de l'individu organisé avec l'être simple ou spirituel.

Avez-vous vu ce petit point de matière mollasse perdu dans l'eau de cette mare? il était inerte hier, et aujourd'hui il vit! c'est l'animal qu'on appelle infusoire..... Qu'a-t-il fallu pour vivifier cette matière? de la chaleur, de l'électricité!.... De là au zoophyte, au polype, et de celui-ci au ver de terre, le passage est insensible; et cependant un appareil centralisateur de la vie commence déjà, car dans le ver on aperçoit des ganglions nerveux, les jalons d'une moëlle épinière. Ces ganglions sont séparés, chacun élabore à lui seul, et d'une manière semblable à son congénère, les fluides vitaux; aussi un seul suffit-il à la vie de l'individu, et si l'on coupe le ver par morceaux, il ne mourra pas, il repoussera. Cette divisibilité et cette repullulation, qui dans le ver était déjà moindre que dans le polype, car il fallait ménager un ganglion, diminue encore dans les crustacés; dans l'animal à sang rouge froid elle n'est presque plus possible, et enfin elle cesse complètement chez l'animal à sang chaud. L'organisme de celui-ci forme un tout dont les parties sont désormais solidaires l'une de l'autre. Aussi, à mesure que l'on remonte l'échelle des êtres, on voit les organisations se compliquer, et ces combinaisons organiques produire un centre nouveau d'action qui a puissance sur le principe de vie et lui fait subir les modifications nécessaires. L'individu s'isole ainsi graduellement de la chaîne des êtres, en ce sens qu'il a des rapports plus larges, plus libres et moins solidaires du tout, avec lequel il établira des relations plus étendues, sans pourtant jamais pouvoir arriver à une indépendance complète; car alors le *substratum vital*, l'esprit (1), abandonnerait ses organes matrices pour rentrer dans le grand tout, y reprendre sa première qualité; et cet isolement, cette séparation, seraient la mort du corps. A cette solidarité de tous les êtres de la nature commence leur influence réciproque, et cette influence, soumise à des lois tout électriques, constitue ce que nous appelons le magnétisme.

Mais avant d'entreprendre l'étude des lois de sympathie et d'antipathie, continuons celle

(1) On sait que pour moi l'esprit n'est pas l'âme.

du moule-matrice qui forme le principe de la puissance. Pour que cette étude fût complète, il faudrait suivre tous les cerveaux des animaux et comparer leurs produits, les fluides nerveux entre eux d'abord, puis avec celui de l'homme; mais l'examen des fluides nerveux ne peut être complet, parce que chez les animaux ce fluide est resté jusqu'à présent insaisissable à nos sens, et si chez l'homme nous avons pu l'étudier, c'est à l'aide du somnambulisme. Cependant nous savons que certains animaux préparent dans leur cerveau un fluide tout-à-fait analogue au fluide électrique. Les plus connus appartiennent à la classe des poissons, et on compte parmi eux les lamproies de la rivière des Amazones, l'anguille de Cayenne, le trembleur du Sénégal, la torpille.

Si les cerveaux des autres animaux étaient au même état organique que celui de ces poissons, ils présenteraient comme eux des phénomènes électriques; il en serait de même pour l'homme. Un fait récent confirme ce que j'avance. Une femme accoucha d'un enfant qui, semblable à la torpille, donnait une espèce de commotion électrique au médecin qui le mit au monde. Il fut aussitôt placé dans un berceau d'osier supporté par des pieds de verre, et il donna des signes d'électricité. Il a conservé cette propriété remarquable l'espace de vingt-quatre heures, à tel point qu'on put charger une bouteille de Leyde, tirer des étincelles et faire une foule d'expériences. La cause de ce phénomène insolite était due, suivant nous, à la constitution du cerveau de l'enfant, organe qui pendant la vie fœtale n'avait pu élaborer que du fluide électrique, sans pouvoir arriver au fluide nerveux.

Nous devons nous arrêter avec quelque soin sur le système nerveux de l'homme, et c'est aidé des travaux des savans et des lumières des somnambules que nous allons étudier ses fonctions. Les physiologistes admettent deux grandes divisions :

Le système nerveux de la vie de relation ;

Le système nerveux de la vie organique.

L'un comprend la moëlle épinière, le cerveau, le cervelet avec les paires de nerfs qui s'y rendent. Une contiguité parfaite existe entre ces parties. Leur substance n'est pas homogène ; on y distingue deux élémens, l'un gris, vasculaire, substance corticale ; l'autre blanc, substance médullaire. De ces élémens, l'un est tantôt en-dessus tantôt en-dessous de l'autre, ou bien encore ce sont des lames entrecoupées. Cette disposition anatomique est à considérer; elle a été la base d'une explication pour la formation du fluide nerveux, car on a pensé que ces élémens dissemblables constituaient une espèce de pile.

Des vides symétriquement arrangés occupent l'intérieur du cerveau; ils communiquent entre eux et avec un autre ventricule logé dans le cervelet; ce ventricule s'abouche lui-même avec les deux petits canaux creusés dans les deux cordons qui composent la moëlle épinière.

Cette communication intérieure de ces diverses parties est très-remarquable; elle peut être la voie de circulation du fluide nerveux, car ce n'est que pour les nerfs qu'il semble courir à l'extérieur à la manière du fluide électrique.

Quant à la seconde division, le système de la vie organique, c'est un composé de ganglions rangés latéralement dans la tête, la poitrine et l'abdomen. Des cordons nerveux les joignent entre eux, s'entrelacent par certains endroits pour former des plexus, foyers actifs d'innervation.

Les deux systèmes de l'appareil nerveux établissent entre eux une communication intime au moyen des filets nerveux. Voilà sommairement l'anatomie de l'appareil générateur de la vie de l'homme. Pour nous le cerveau est une véritable glande qui élabore et sécrète le fluide nerveux, comme le foie et les reins préparent la bile et l'urine. Pour nous le système ganglionaire est un appareil modificateur du fluide reçu du cerveau ; il s'opère là un changement qui met le fluide cérébral à un nouvel état ; par conséquent les nerfs de la vie sensoriale n'ont pas le même agent que les nerfs de la vie organique ; aussi les organes restent-ils soustraits à notre conscience et à notre volonté tant que cette différence de fluides existe. Mais si elle cesse les fonctions organiques deviennent sensibles et sont perçues par la conscience ; c'est ce qui arrive dans le somnambulisme magnétique, état dans lequel le même fluide nerveux envahit l'organisme.

Ces fonctions que je viens d'assigner au système nerveux ne sont pas généralement admises par les physiologistes. Quelques-uns en sont même encore à regarder l'existence du fluide nerveux comme très-hypothétique. Je ne sais en vérité comment on peut alors expliquer tous les phénomènes physiologiques ; et les expériences d'un grand nombre de savans sur ce sujet me semblent démontrer péremptoirement la circulation dans le système nerveux d'un fluide analogue au fluide électrique. Si à ces travaux nous ajoutons la valeur des réflexions que nous avons faites en étudiant le mode de vitalité de chaque partie de l'univers, il devra sortir de cette double considération que les actes physiologiques de l'organisme humain sont dus à une force absolue, indépendante des lois d'équilibre et de connexité mécanique. Cette force est le fluide nerveux, modification des autres fluides.

Des physiologistes, expérimentant sur l'action des nerfs pneumo-gastriques dans la digestion, constatèrent que la simple section de ces nerfs ne suffisait pas pour faire cesser complètement la digestion, mais que si l'on en séparait une portion, ou que l'on retournât leurs bouts afin d'empêcher le contact et changer la direction, la fonction était interrompue, tandis qu'on la rétablissait et qu'on opérait même la chimification en établissant un courant galvanique dans l'estomac. N'est-il pas clair que l'action nerveuse est produite par un fluide dont la circulation n'est pas totalement arrêtée par la simple section des nerfs ? et le retour momentané de la digestion qu'apporte le fluide galvanique le prouve également, comme cela démontre aussi l'analogie des deux fluides.

D'autres, ayant coupé un nef d'un assez gros volume sur un animal vivant, frappèrent de paralysie les muscles où ce nerf se rendait, puis la contraction musculaire se réveillait en rapprochant les deux extrémités du nerf. Ayant approché du nerf divisé une aiguille aimantée, ils la virent à plusieurs reprises dévier de différentes positions. Cette expérience apporte les mêmes conclusions que la précédente.

Voici quelques expériences d'un médecin anglais sur un pendu.

Le nerf surorbitaire mis à nu, on y appliqua un conducteur d'une pile de volta, l'autre fut mis au talon; alors les grimaces les plus extraordinaires apparurent sur la face du mort; ce fut un spectacle si hideux, si effroyable, que plusieurs spectateurs sortirent et qu'un d'eux s'évanouit.

Ayant mis en rapport la moëlle épinière et un des nerfs du bras, les doigts s'agitèrent comme ceux d'un joueur de violon. Le bras s'allongea, semblant désigner d'un doigt les différens spectateurs, suivant que le conducteur variait son contact.

Ce cadavre aurait-il pu se mouvoir avec l'énergie d'un vivant, sous l'influence de l'agent électrique, si les muscles dans l'état de vie n'étaient pas sollicités à leurs mouvemens par un fluide analogue à celui qu'on y introduisit par l'expérience?

Dans une paraplégie que j'eus à observer, la paralysie avait commencé par les orteils, les pieds, puis les jambes. Le malade, après vingt mois de langueur, et après avoir fait tous les traitemens, succomba. A l'ouverture nous dirigeâmes nos recherches vers la moëlle épinière, et nous trouvâmes dans le canal rachidien, sous la cinquième vertèbre dorsale, une tumeur de grosseur d'aveline, pleine de sérosité. Cette tumeur s'était creusé une loge aux dépens de la moëlle, qui à cette place était toute déprimée et réduite à ses membranes. Toute la moëlle était saine, seulement la partie inférieure à la compression ne communiquait plus avec le cerveau et ne recevait plus son agent; il en résultait la paralysie des membres abdominaux.

Nous pourrions, pour terminer nos démonstrations pratiques du fluide nerveux, vous entretenir dès maintenant des expériences magnétiques et des enseignemens fournis par les somnambules; mais ce serait nous écarter du cadre de cette leçon dans laquelle, comme on a dû le remarquer, j'ai cherché à établir la filiation du fluide nerveux avec les transformations successives qu'il subit depuis le principe increé. Toute notre étude a été dans l'organisme ; aborder le fluide nerveux à l'état magnétique, serait supposer les lois des influences étrangères établies, et c'est ce que nous n'avons pas encore examiné. Nous devons auparavant poser ce que c'est que le magnétisme : nous le ferons bientôt.

Nous pouvons à présent comprendre les assertions des premiers disciples de Mesmer, lorsqu'ils prêchaient une médecine universelle. Ils avaient en effet senti que le principe de tous les êtres ne pouvait être qu'identique et de même essence, cause première des phénomènes collectifs que l'on a dénommés la vie. Mais ils n'avaient pas tenu compte de la modification que chaque espèce imprime au fluide universel ; ils n'avaient pas réfléchi que cette influence, quelquefois si prodigieuse, d'un être sur un autre, bien que d'espèce différente, n'était pas aussi constante que celle des individus d'une même espèce entre eux. En effet, si le principe de vie était absolument le même dans tous les êtres, l'action magnétique d'un homme aurait puissance sur toute la nature, ce qui n'est pas ; et, suivant nous, toute opinion contraire est une erreur. Il y a bien entre toute la nature une dépendance manifeste; mais ce n'est que cette influence qui rend la partie solidaire du tout, sans que cette partie puisse s'isoler et agir à son gré sur le tout, autrement l'harmonie serait troublée par un caprice de la volonté humaine. Mesmer a donc dit néanmoins une grande vérité dans cet aphorisme : « Il existe une influence mutuelle entre les corps célestes, la terre et les corps animés (1). »

De cette puissance vitale, qui existe dans chaque individualité de la nature, il résulte qu'aucun corps ne peut se trouver en pré-

(1) M. Ricard, conduit par l'analogie que nous venons de développer, semble donner une démonstration pratique à l'aphorisme de Mesmer, en avançant que l'homme doué d'une volonté énergique peut attirer ou repousser, écarter ou réunir, abaisser ou élever, dissiper ou accumuler les nuages qui l'avoisinent et leur imprimer une direction déterminée. A l'appui de cette prétention, il rapporte que deux fois, exposé à la pluie de nuages groupés au-dessus du jardin où il se trouvait, il dégagea la place qu'il occupait, en sorte qu'une feuille de papier mise à terre n'était plus mouillée, tandis qu'une autre l'était un peu plus loin.

(*Traité du Magnétisme.*)

sence d'un autre sans qu'il se développe une action tendant à opérer la fusion des deux corps, s'ils jouissent de nombreux points de similitude, ou bien qu'il y ait tendance à détruire les rapports opposés, afin de pouvoir ensuite opérer la combinaison. Tel est le principe des sympathies et des antipathies, des attractions et des répulsions, des combinaisons et des décompositions chimiques; tout, depuis l'atome jusqu'à la pensée, tend à l'union, afin d'obéir à la grande loi qui a présidé à la création, la loi d'amour.

Nous voici enfin parvenus à retrouver dans le règne minéral, dans le règne végétal et dans chaque degré de l'animalité, ces phénomènes d'influence qui dans l'homme offrent des caractères si extraordinaires! On voit que nous arrivons pas à pas au magnétisme de l'homme, et qu'ayant passé au travers de tous les types créés qui précèdent notre espèce, on sera à même de comprendre parfaitement ce qui paraissait monstrueux, impossible et contraire à la nature, tandis que c'était tout simplement l'ignorance de l'ensemble des lois ontologiques qui faisait crier scandale.

On sait que la vigne plantée près de l'orme y pousse avec force et l'enlace de ses branches; que l'aloës cherche un appui sur l'olivier, le figuier sur le platane; que les aconits, les solanées croissent très-bien à l'ombre de l'if; que le pavot voudrait être de la famille des graminées. D'un autre côté, la vigne meurt près du laurier, l'olivier languit auprès du chêne, la ciguë périt auprès de la vigne et de la rue, ce qui faisait dire à J.-B. Porta que la ciguë n'était plus un poison si l'on buvait de la rue.

Les végétaux, qui se conviennent plus ou moins entre eux, sont aussi soumis à l'influence des astres d'une manière bien remarquable. Rappellerai-je que le pêcher dont on a dirigé les feuilles vers la terre, tord ses branches et ramène toujours ses feuilles vers le ciel? Les folioles de l'acacia, dès que la nuit vient, forment une ligne horizontale sur leur axe, et au jour elles deviennent verticales. Le ciel se couvre-t-il de nuages? les fleurs du *calendula pluvialis* se ferment et annoncent un orage, tandis que celles du *sonchus sibericus* s'ouvrent à la tempête et se ferment dès que les brouillards s'enfuient. Cette action de l'atmosphère et des astres sur les plantes est tellement régulière, que Linné a classé les fleurs avec les instans où elles éprouvent ce changement sympathique, et il a pu fixer ainsi chaque heure de la révolution diurne de la terre; c'est ce qu'il a appelé l'horloge de Flore.

Dans le règne animal, il serait encore bien plus facile de trouver de ces sortes d'influences; mais elles commencent à être soumises à certaines conditions. La famille des ophidiens jouit d'une puissance terrifiante très-active, depuis les énormes serpens d'Amérique, dont le soufle paralyse l'animal qu'ils aperçoivent, jusqu'à la vipère qui, toute contractée sur elle-même, fixe de ses yeux étincelans la grenouille ou le rossignol, qui cesse peu à peu ses chants joyeux pour pousser un cri aigu et descendre de branche en branche jusqu'à ce qu'il tombe sous la dent meurtrière. Le serpent à son tour est l'esclave du cerf; si celui-ci le rencontre, il s'arrête, se dresse devant le reptile, qui, se convulsant, est enfin forcé de ramper sous le pied de son ennemi. En vain l'agile belette voudrait-elle fuir si ses regards ont rencontré ceux d'un crapaud! Le crapaud lui-même est victime de l'araignée, qui se déroule de sa toile sans craindre que le reptile hideux s'échappe; il se gonfle et expire. La perdrix ne peut plus voler dès que les yeux fascinateurs du chien l'ont frappée de vertige.... Et de la puissance de l'homme sur l'animal, qu'en dirons-nous ? Quelle est la portée de ce verset de la Bible : « Tu domineras tout animal qui se meut sur la terre!...» Le philosophe Bautain s'exprime ainsi : « C'est à la lumière d'une haute philosophie que j'ai reconnu que tout ce qui existe, vit et se meut sur la terre est subordonné à l'homme, roi de ce monde par un droit vraiment divin, et manifestant sa puissance et son autorité par son port, par son regard et par sa parole. Oui, je l'ai vu, j'ai vu un de mes semblables, un homme ignorant mais fort de sa volonté, s'enfermer seul dans la cage d'un lion affamé, et là, par l'énergie de son regard, maîtriser la férocité de l'animal le plus féroce, et le contraindre d'un signe à se coucher à ses pieds comme un agneau. »

Cette influence réciproque des élémens de l'univers a été appelée magnétisme par les philosophes du moyen-âge, qui l'avaient reconnue. Elle a lieu par l'action du fluide que j'ai montré exister dans chaque chose, à des états différens, selon les conditions d'organisation et la fin de création. Les propriétés de l'aimant[1], qui montraient constamment les phénomènes d'attraction et de répulsion, servirent de comparaison aux effets de sympathie et d'antipathie observés dans les autres classes des êtres créés, et elles donnèrent leur nom, Magnès, au système qui s'était formé sur ces analogies. A cette époque on était donc loin de prêter au mot magnétisme le sens d'aujourd'hui. La part si active de l'intelligence de l'homme dans les phénomènes qui se passaient dans l'espèce était ignorée; c'est Mesmer, docteur de la faculté de Vienne, qui le premier reconnut l'action de la volonté, et qui fonda un système de philosophie et de médecine aussi nouveau qu'invraisemblable pour ses contemporains. Il l'édifia cependant sur beaucoup de principes, professés par les savans qui l'avaient précédé, car on trouve un grand nombre de ses aphorismes dans les œuvres de Gilbert, Maxwel, Van-Helmont, Wirdig et d'autres philosophes du moyen-âge.

II.

Etat nerveux. — Somnambulisme.

Dans le chapitre précédent nous avons étudié la constitution organique des êtres de la nature, et nous avons considéré la cause de leur vitalité comme sortie d'un même principe, lequel avait subi toutes les modifications qui forment les espèces et certaines individualités, en raison de la diversité des élémens moléculaires. Nous avons montré que de ce lien commun étaient résultées les influences planétaires, les actions électriques et chimiques, les sympathies et les antipathies, et nous avons terminé en conservant à ces lois d'influences réciproques le nom de magnétisme, mot consacré par les philosophes des siècles derniers.

Mais nous devons nous occuper spécialement de l'influence de l'homme sur son semblable, et à cette partie du magnétisme universel, nous conserverons encore le nom de magnétisme animal.

Deleuze a défini le magnétisme, la faculté

qu'a l'homme d'exercer sur ses semblables une influence salutaire, en dirigeant sur eux, par sa volonté, le principe qui le fait vivre.

Delausanne dit : « Le magnétisme animal est l'action de l'intelligence sur les forces conservatrices de la vie. »

M. Ricard accepte la même pensée et l'exprime ainsi : « Le magnétisme est la manifestation de la faculté volitive que possèdent tous les êtres. »

Ces définitions restreignent les phénomènes magnétiques, en les faisant dépendre de la volonté, car il est un ordre de phénomènes complètement indépendans de la volonté, et qui cependant appartiennent au magnétisme animal.

Pour moi je dis que le magnétisme animal est l'ensemble des lois qui régissent le fluide élaboré par le système nerveux des êtres animés. La condition de la volonté, qui n'est pas toujours indispensable, se trouve ainsi écartée.

Il est nécessaire, pour étudier avec facilité tout ce que renferme le magnétisme, d'établir certaines divisions dans ses phénomènes. Ainsi nous considérons : un état nerveux, phénomène physiologique ;

Un état de somnambulisme, phénomène physiologique et psychologique;

Un état d'extase, phénomène psycholo-gique.

Chacun de ces ordres de phénomènes peut naître par une influence étrangère, réfléchie ou non réfléchie; par l'influence de l'individu sur lui-même, et par l'influence d'une cause matérielle quelconque, agissant comme excitatrice du phénomène physiologique.

L'influence étrangère non réfléchie est cette action que ressentent certains systèmes nerveux auprès d'une autre personne. Il y a un trouble de l'état normal, sympathie ou antipathie, exaltation des idées dans le sens de celles de l'étranger, excitation des forces physiques dans la direction que veut celui-ci, ou bien il y a abattement des facultés morales et prostration des forces physiques. C'est par cette loi physiologique que se communiquent les passions, les émotions, les terreurs, les convulsions. C'est là le levier à l'aide duquel les grands génies, les âmes fortement pénétrées de ce qu'elles disent, transforment sous leur voix les masses qui les entendent. Ceux qui expliquent cela par l'imitation n'expliquent rien, car il leur reste à dire pourquoi l'organisme imite les actes d'un autre organisme.

L'influence réfléchie, c'est la magnétisation, ou l'acte par lequel on apporte, par sa propre puissance, une modification quelconque dans l'organisme d'un individu que l'on veut soumettre à cette action. La volonté est le principe virtuel de la magnétisation, et comme vouloir c'est se déterminer et prendre une direction d'action, il en résulte que l'action c'est la puissance de vouloir réduite en acte; la volonté porte donc nécessairement l'action sur un sujet qui la reçoit; de là, en magnétisme, il doit y avoir deux êtres à deux états différens, l'un actif, l'autre passif. Si les deux formulent une volonté, les conditions de magnétisation n'existent pas, c'est une lutte où le plus faible quelquefois succombera.

Le magnétiseur doit donc exiger le repos des mouvemens volontaires et le calme de l'esprit, parce qu'autrement le sujet sécréterait lui-même de l'électricité, en saturerait son organisation, en exhalerait même, et serait bien loin d'en recevoir. L'imagination du magnétisé est donc loin d'être favorable à l'apparition des phénomènes magnétiques; elle est au contraire nuisible, parce que l'âme, en faisant travailler les organes de la pensée, les excite et fait circuler par tous les nerfs un fluide nerveux abondant qui active la vitalité et empêche la passivité.

Dans l'homme considéré comme individu, l'être actif, l'âme, agit sur l'être passif, le corps, et elle change ses rapports de relations extérieures au gré de ses désirs; cela a lieu au moyen des muscles qui reçoivent les nerfs, conducteurs du fluide nerveux. Ce fluide est émis de l'organe matrice et va au point de l'organisme désigné; eh bien! cette émission du cerveau peut s'étendre hors du corps et être dirigée encore par la volonté. Si un individu de l'espèce reçoit le fluide, il l'absorbe, et son organisme est modifié plus ou moins profondément, selon certaine disposition que nous n'avons pu encore déterminer. Si le fluide magnétique est dirigé sur un corps inorganique, il s'y accumule, y reste concentré sans que nos sens puissent trouver aucun changement dans ce corps, et nous ne pouvons juger de cette magnétisation que par l'action du corps sur des individus très-impressionnables au magnétisme. De cette loi magnétique on peut tirer de grandes lumières sur l'existence du fluide magnétique et sur sa nature; Mesmer l'avait reconnue et l'avait mise à profit dans ce qu'il appelait des réservoirs[1]. Ces corps magnétisés ne conservent pas tous aussi long-temps le fluide magnétique; cela dépend sans doute de leur état moléculaire, qui les classe à un rang plus ou moins élevé dans l'échelle ontologique, que nous avons basée sur le principe de vie.

Les effets magnétiques peuvent donc être déterminés par un corps magnétisé, loin de tout magnétiseur et à son insu. Voilà le secret de la plupart des somnambules à consultations, qui s'endorment au moyen d'un anneau, d'un médaillon.

Les docteurs Lœventhal et Reuss, de Moscou, ont publié quelques expériences à ce sujet. Ayant magnétisé du verre, celui-ci détermina promptement le somnambulisme; ce corps vitreux, lavé dans l'eau et frotté avec du linge, puis donné au même sujet, l'endormit en une minute et demie. Le même verre magnétisé, lavé dans l'alcool, l'ammoniaque, l'acide nitrique, l'acide sulfurique, produisit de même le sommeil, sans paraître avoir rien perdu du fluide magnétique. Ces savans ont fondu de la cire, de la colophane, du soufre, magnétisés, et après le refroidissement ils ont constaté les mêmes effets. Les objets magnétisés, conservés avec soin, donnaient les mêmes résultats après six mois. Ces médecins firent plusieurs contre-épreuves avec des objets semblables, mais non magnétisés; il n'y eut pas de résultat.

Ces relations, suivant moi, manquent des détails nécessaires pour bien apprécier l'expérience, car j'ai par ma pratique obtenu des effets un peu contradictoires. Ainsi mes somnambules, loin de trouver aussi puissans des corps après leur fusion, me défendent de faire bouillir l'eau magnétisée; je sais bien que l'eau n'est pas un corps solide, et que cela fait peut-être quelque chose. Des morceaux de fer magnétisés ont conservé leur puissance près d'un an; mais plongés dans l'eau, une heure répétée plusieurs jours, le somnambule n'éprouva plus rien.

Ces travaux concordent cependant à prouver l'accumulation du fluide magnétique dans les corps inorganiques, et je vais citer des expériences récentes qui m'appartiennent, et qui démontrent le même principe.

Une somnambule m'avait dit voir certaine plante que réclamait une maladie dont elle s'occupait, mais sans pouvoir en trouver le nom. Pour me donner des renseignemens précis, elle avait besoin de plus de recueillement, et sentit que sa lucidité pourrait être à son apogée dans le milieu d'une nuit qu'elle fixa. Comme il m'était impossible de la magnétiser à cette heure, elle chercha et trouva le moyen suivant : « Il faut magnétiser pendant trois jours, un quart d'heure chaque, un morceau de fer de la grandeur d'une pièce de cinq francs, me le remettre et me commander de le poser à onze heures sur ma tête, après avoir pris du papier et un crayon. Ce fer m'endormira, ma clairvoyance sera parfaite une heure après, alors je verrai la plante, son nom et l'endroit où elle croît ; j'écrirai cela et vous le donnerai. » Cette indication de la somnambule fut exactement remplie et réussit parfaitement.

Le fer avait été un réservoir de fluide magnétique, qui s'en était dessaisi au contact d'un corps ayant plus d'affinité pour ce fluide que le métal.

Ayant magnétisé une bouteille vide et l'ayant présentée à une autre somnambule, elle déclara y voir une vapeur lumineuse qui s'évaporait en elle dès que le contact avait lieu. D'autres personnes magnétisant chacune à leur tour cette bouteille, la somnambule vit chaque fois un fluide différent, plus ou moins brillant, suivant leur force nerveuse et suivant leur sexe, nommant les personnes desquelles il était sorti quand un rapport magnétique avait été établi.

Un flacon ayant été chargé par trois magnétiseurs immédiatement l'un après l'autre, la somnambule dit voir trois fluides superposés par couches, et elle en indiqua l'ordre exact.

J'ai répété ces expériences très-souvent, sans les trouver jamais en désaccord, et elles furent toujours faites sans que les somnambules se doutassent de ce que je voulais obtenir. Je fis aussi les épreuves en sens contraires, c'est-à-dire que parfois je présentais une fiole non magnétisée, et qu'alors on ne voyait rien.

Ayant appelé l'attention de différentes somnambules sur des objets magnétisés, elles les virent constamment imprégnés de ce fluide lumineux qui sortait de moi, que les unes appellent vapeur, lumière, et que les autres définissent fumée brillante.

Les mêmes objets non magnétisés renferment, suivant ces somnambules, un fluide particulier plus ou moins visible selon leur composition moléculaire. Ainsi elles ne voient rien dans le bois, la pierre, le fer, le cuivre, le plomb, etc., mais elles distinguent une vapeur qui sature l'argent, le platine, l'or. L'éclat du fluide n'est jamais le même, mais celui de l'argent et de l'or est presque celui du fluide nerveux. Il est très-curieux d'entendre les somnambules s'accorder pour trouver plus foncé, plus nébuleux le fluide de tous les métaux qui donnent l'électricité négative, et plus brillant celui des métaux électropositifs, toujours du plus au moins, suivant le degré de puissance électro-magnétique.

La grande similitude du fluide de l'or, que je ne puis appeler électrique, puisque l'électromètre ne décèle rien au contact de ce métal, cette homogénéité avec le fluide magnétique fait que les somnambules que j'ai trouvés sensibles à ce genre de phénomènes ressentent un grand bien-être en touchant de l'or pur. Ils éprouvent un sentiment de force et disent que tout en eux circule avec plus de vie.

L'or peut être privé de ce fluide par les procédés de démagnétisation. J'ai fait cette expérience par hasard, et j'ai été très-étonné de voir la somnambule repousser la plaque, la trouvant inerte. Magnétisant alors, elle dit que je rendais ce que j'avais enlevé. Depuis, cela a toujours eu lieu sur beaucoup de sujets.

Ces curieuses observations m'amenèrent à soumettre les agens de la physique à l'examen des somnambules, et voici le résultat de mes recherches :

Une machine électrique mise en jeu, les plus lucides de mes somnambules virent des traînées d'un feu plus fort et moins pur que celui de mes nerfs, courir sur le conducteur et y rester. Ce fluide, accumulé dans une bouteille de Leyde non vernie, s'échappe lentement à travers le verre et par la tige.

L'appareil de Clark donna un fluide plus brillant et moins matériel que le précédent. « Si vous l'introduisiez dans moi très-doucement, me disait une somnambule, il me mettrait, comme le vôtre, en sommeil, mais il est encore bien loin de sa pureté. »

Le contact avec ces machines a produit des commotions toujours désagréables, mais quelquefois salutaires pour la maladie du somnambule. Je ne crois pas possible de rendre insensible à l'action de ces fluides; ils tendent par leur nature à s'assimiler au fluide nerveux, et cette combinaison est trop brusque pour ne pas produire de secousses.

Des aimans polarisés ayant été mis devant des somnambules magnétisées séparément, elles dirent voir sur le fer une vapeur plus fine que les précédentes et plus proche de celle de mon magnétisme. Elles la virent accumulée aux deux extrémités, et moins brillante et moins abondante à l'une qu'à l'autre.

Une pincette présentée horizontalement, elles dirent voir courir le long une légère vapeur lumineuse; cet instrument subitement relevé dans le sens vertical, en direction du méridien magnétique, elles s'écrièrent subitement, et constamment, que la différence était énorme, qu'ainsi placée, la pincette était très-chargée de ce fluide. L'une de ces somnambules, amenée par l'analogie du fluide de l'aimant avec le mien, voulut que je magnétisasse une aiguille à tricot, m'assurant que cela devait l'aimanter. Je ne réussis pas, mais elle conserva sa conviction (1).

Je sais que M. Ricard rapporte avoir, de concert avec une somnambule, aimanté un fer. Je sais que le docteur Despine, d'Aix, a observé très-souvent le même phénomène sur une de ses malades, cataleptique naturelle et magnétique. Je ne suis donc pas étonné que ma somnambule ait cru la chose pos-

---

Le savant physicien Prévot, de Genève, a aimanté des aiguilles de fer doux en les plaçant près des nerfs et perpendiculairement à leur direction. L'aimentation a lieu au moment où, en irritant la moëlle épinière de l'animal, on détermine une contraction musculaire. M. Prévot conclut à l'identité des fluides nerveux et électrique.

sible ; il ne m'a manqué que des données plus positives sur le mode d'opérer.

Ces expériences ont été répétées un grand nombre de fois, sur des sujets différens, dont l'éducation était loin de leur avoir fait soupçonner le nom même des instrumens dont je me servais ; ensuite, comme j'ai opéré de manière à être convaincu que mes idées n'étaient point perçues par mes somnambules, et que d'ailleurs leurs réponses étaient parfois tout-à-fait contraires à mes opinions, je demeure certain qu'il y a un fluide magnétique animal, transmissible par la volonté ; qu'il a une origine commune avec les autres fluides déjà reconnus en physique, et de plus qu'il peut, dans certaines circonstances encore peu connues, agir à la manière des autres agens et même les modifier dans leurs propriétés.

Quand on aura construit un instrument capable de faire apprécier le fluide magnétique animal, comme l'électromètre rend sensible le fluide électrique, comme le galvanomètre révèle le fluide électro-magnétique, comme l'aiguille aimantée est sensible au fluide magnétique du globe, alors la physique du magnétisme animal révèlera des secrets de la nature encore incompréhensibles par les théories actuelles.

C'est à ce genre d'instrument que se rattache le singulier phénomène qu'éprouvent les fibres végétales dans les mains de quelques personnes qu'une cause excitatrice vient à rendre un centre d'électricité. Ainsi une branche tenue fermement par une de ces personnes se tord à se rompre lorsque celle-ci marche sur un courant d'eau, sur une mine métallique, ou seulement quand elles tiennent un métal dans une de leurs mains. J'ai eu occasion de présenter à plusieurs de mes somnambules un savant très-distingué qui avait cette faculté, et chacune a vu courir le long de la baguette un fluide analogue à ceux déjà examinés; ce fluide circulait en spirale, et c'était par cette cause que les fibres des baguettes se tordaient. De plus, suivant le métal tenu, l'éclat du fluide variait, en sorte qu'il paraissait pâle quand la baguette inclinait vers le sol, et qu'il était brillant quand elle montait, ce qui était d'accord avec la nature du métal, qui était électro-négatif ou électro-positif.

M. le comte de Tristan, qui jouit de cette faculté à un haut degré, ayant chargé une de ses mains du fluide magnétique qui s'échappait de ma tête en magnétisant, obtint, à l'aide de sa baguette, le signe d'électricité négative, tandis que la tête de la somnambule donna le signe positif. Cette expérience produisit les mêmes résultats sur plusieurs somnambules.

C'est encore ici la place de parler du pendule magnétique. Le pendule magnétique, connu depuis bien des années par les magnétiseurs, est une petite boule de nature quelconque, suspendue à un fil ordinaire. Le fil tenu par les doigts, le bras bien fixé, et la volonté formant une direction à suivre, la petite boule obéit sans que le moindre mouvement de la main ait pu la diriger.

J'ai opéré devant une somnambule; elle a vu le fluide magnétique glisser le long du fil et le balancer comme je le voulais. Cette expérience ne pouvant convaincre personne, j'ai essayé d'agir en fixant le fil à un corps solide, et ma main touchait seulement l'extrémité du fil, qui était collée, mais je n'ai rien obtenu. D'autres personnes ont essayé aussi infructueusement que moi; et j'avouerai que la tentative que j'ai vu faire à l'auteur d'une brochure qui traite ce phénomène ne m'a pas convaincu. Cela serait possible si l'on trouvait un corps qui pût isoler le fluide magnétique, car tous ceux auxquels on attachera le fil du pendule absorberont le fluide avant qu'il puisse agir sur le pendule.

Tous les corps inorganiques se saturent du fluide magnétique, sans dénoter le moindre changement. La même chose a lieu pour certaines organisations animales, même parmi l'espèce humaine. Ainsi on rencontre beaucoup de personnes qui ne sont nullement impressionnées par l'introduction d'un fluide nerveux étranger. Cette disposition réfractaire au magnétisme s'observe le plus ordinairement dans l'état de santé, et quand l'esprit de celui que l'on magnétise est vivement préoccupé ou opposé. Elle se rencontre encore plus souvent dans les climats tempérés et septentrionaux que dans le midi ; plutôt aussi sous l'influence d'un magnétiseur que sous celle d'un autre; elle peut changer avec l'état de santé ou avec le genre de maladie; cette disposition n'a donc rien d'absolu.

Chez les individus magnétisables, les sensations et les changemens ressentis sont très-variables ; mais on voit que le système nerveux tend à opérer une crise qui doit changer son mode fonctionnel ordinaire. Les yeux larmoient, la peau devient chaude, sèche ou humide; la sueur quelquefois est abondante, des bâillemens se succèdent ; une impatience générale, des fourmillemens aux extrémités, des soubresauts dans les membres, des envies de vomir ou d'aller au ventre se manifestent ; le pouls est accéléré, plus rarement il est ralenti ; les yeux s'appesantissent, les paupières se collent, un calme bienfaisant se répand dans le magnétisé ; d'autres fois des frissons courent l'épine dorsale, ils suivent la main du magnétiseur ; quelquefois il apparaît des convulsions générales ou partielles, ou bien la respiration semble suffoquée ; il y a une espèce de délire. On voit par opposition certains individus tomber dans une sorte de léthargie ; ils sont frappés de catalepsie, ne pouvant ni remuer ni parler ; ils entendent quelquefois sans pouvoir le faire comprendre ; si l'on donne une position à leurs membres, elle se conserve d'elle-même. Des secousses semblables à celles que procure un corps électrisé se manifestent à l'approche du doigt du magnétiseur.

S'il y a disposition au somnambulisme, alors le cerveau ressent primitivement l'action. Les nerfs moteurs de l'œil se tendent, et si le sujet lutte pour tenir les yeux ouverts, cette tention frontale, orbitaire et temporale devient douloureuse. La tête s'engourdit, les paupières clignottent, tout le corps s'affaisse. En même temps, le plus souvent ou bien avant les phénomènes cérébraux, la même action se passe au grand sympathique. Les plexus se serrent, le diaphragme se contracte ; il y a anxiété, trouble de la respiration, quelquefois un rire convulsif, des sanglots, une agitation bruyante des intestins ; enfin, bientôt il y a perte de connaissance, et le passage au somnambulisme est opéré. Les deux appareils du système nerveux reçoivent dès-lors un même fluide.

Ces divers phénomènes nerveux sont portés quelquefois à un degré qui effraie ceux qui n'ont pas l'habitude du magnétisme, et par suite de leur inquiétude ils accroissent d'intensité. Il faut donc ne jamais oublier que l'on est toujours maître d'empêcher le moindre mal, et que, dès que l'on veut, on remet le sujet à son état premier ; cela du reste demande certaines précautions que l'expérience seule apprend. Il en est de même de la période que traversent les magnétisés pour arriver au somnambulisme ; elle peut être inquiétante, mais si l'on sait la diriger et l'aider, elle s'accomplira facilement, tandis que dans le cas contraire elle n'amènera pas le somnambulisme et laissera une fatigue générale. La crise somnambulique se déclare, comme je viens de le dire, après cette perturbation nerveuse ;

cependant cela est loin d'être constant, et chez beaucoup de personnes elle se manifeste après un sommeil calme et profond, en sorte qu'il est assez difficile de savoir le moment où elle a lieu. L'habitude seule peut l'enseigner et donner le tact nécessaire pour ne pas questionner et forcer à parler avant qu'il ne soit temps, car agir prématurément c'est arrêter l'effet désiré, et on réveille ainsi le magnétisé.

Certains sujets pâlissent au moment où ils entrent en somnambulisme, ou poussent un soupir profond; d'autres se remuent ou rêvent haut. C'est alors qu'il faut parler au somnambule, car presque tous demeurent silencieux, et leur lucidité resterait latente; elle a besoin d'être sollicitée pour se manifester. Il est rare qu'à la première séance on obtienne le somnambulisme, encore moins la lucidité, car il peut y avoir somnambulisme sans que pour cela il y ait clairvoyance. La magnétisation répétée plusieurs jours de suite, à la même heure s'il est possible, est nécessaire, parce qu'il est une loi du système nerveux qui le porte à répéter périodiquement les sensations qui l'ont affecté, et qu'alors l'organisme a déjà fait seul une partie de l'action excitée la veille par la magnétisation. Cette remarque a soulevé l'objection de l'imagination; mais il suffit, pour l'éloigner, de rappeler que les phénomènes nerveux provoqués par la magnétisation se produisent sur des gens dormant du sommeil ordinaire, sur des enfans à la mamelle, sur des personnes non prévenues et dans des circonstances toutes différentes de celles où on les magnétise. La répétition des magnétisations est quelquefois très-longue avant d'amener le somnambulisme; elle peut durer des semaines, des mois, et à la fin couronner de succès la patience du magnétiseur. D'autres fois où l'on espère beaucoup d'un état cataleptique et d'isolement complet, on attend en vain pendant des mois sans obtenir plus au dernier jour qu'au premier. Pour moi, quand la cinquième magnétisation ne m'a rien donné d'apparent du côté du système nerveux, je cesse d'espérer aucun phénomène; quand à la trentième un sommeil magnétique avec isolement n'est pas devenu somnambulisme, je ne l'attends plus. Une fois pourtant, j'ai eu une somnambule très-lucide à la cinquantième séance.

Le mot somnambulisme était créé longtemps avant le magnétisme, et une certaine ressemblance existant entre la crise de la nature et la crise de l'art, on a donné à l'une le nom de l'autre. Le somnambule naturel diffère cependant beaucoup du somnambule magnétique ; dans le premier, en effet, la perception extérieure ne s'exerce que sur un seul ordre de choses, celui-là qui occupe la conscience de l'individu ; il n'a qu'un but, sa pensée n'en change que très-difficilement, et il n'est en rapport qu'avec tout ce qui se rattache directement à son plan. Le somnambule magnétique, au contraire, est complètement libre de ses pensées, de son attention, et perçoit les choses dont il désire s'occuper ou qu'on le prie d'examiner. Dans les deux états, la perception ne s'opère plus dans les conditions physiologiques, les sens changent leur mode fonctionnel. Chez le somnambule naturel, la perversion physiologique n'a pas lieu pour tous les sens à la fois ; un seul paraît s'enrichir de la vitalité de tous les autres, qui demeurent plongés dans une inertie complète, et l'intelligence n'applique ce surcroît de perfection qu'au seul objet sur lequel elle réfléchit, et elle s'y absorbe d'autant plus que la sensibilité étant éteinte, elle ne peut plus prendre un autre ordre de pensées, toute sollicitation à ce changement étant impossible, puisque la perception extérieure est interrompue par suite de la perturbation qui est survenue dans le système nerveux. Ainsi un somnambule naturel lit à l'aide d'une bougie ; vous l'éteignez, il va la rallumer sans voir qu'il y en a d'autres près de lui ; il écrit, vous interposez un carton entre ses yeux et sa plume, il continue sa composition ; il oublie qu'il fait froid, ouvre sa fenêtre, y place sa chemise qu'il vient de laver ; il est nu et il ne sent pas qu'il gèle ; il croit se promener dans une salle, et il marche sur une gouttière. Le somnambule magnétique n'agit pas ainsi, parce que la perversion des sens est générale, et que leur expansion le met avec l'extérieur dans un rapport bien plus intime même que dans l'état de veille.

La crise du somnambulisme tend à spiritualiser l'homme, c'est-à-dire que plus elle est parfaite, plus les sens perdent leur localisation ; chaque point de l'organisme peut recevoir la sensation aussi bien que l'appareil qui y présidait dans l'état ordinaire ; il y a épanouissement, en sorte que le moi, qui persiste toujours, est affecté par l'objet dont il s'occupe, quelle que soit sa place dans l'espace, et sans qu'il soit besoin des conditions physiologiques ordinairement nécessaires pour l'exercice des sens.

Comme l'état nerveux magnétique, le somnambulisme a mille nuances, mille degrés, qui reflètent tous plus ou moins la somme des facultés de l'être simple et intelligent, selon que l'expansion nerveuse est plus ou moins exquise, selon que les centres de sensation sont plus ou moins abolis et devenus plus infinis. Le dernier terme de cet épanouissement nerveux serait la mort, parce que le fluide nerveux ayant perdu son mode habituel de circulation et de centralisation, il aurait dépassé les limites d'extension que peut atteindre l'organisme, et les centres nerveux ne pourraient plus reprendre leurs fonctions. Le principe de vie serait absorbé par celui de la nature, et le moi resterait à la région de l'idée, sans pouvoir plus ressaisir les organes. L'extrême exaltation du somnambulisme peut donc avoir des dangers; nous en parlerons en traitant de l'extase.

Ces explications nous permettent de comprendre comment le somnambule peut prendre connaissance de toutes les qualités sensibles des corps, sans employer les organes des sens. Le cerveau en effet est le centre où aboutissent toutes les sensations que chaque appareil sensitif y transmet; mais si l'on suppose la partie nerveuse de l'organe qui préside à la vision prolongée au dehors, non-seulement par l'œil, mais par des ramifications à travers chaque point du corps, il est clair que la perception aura lieu partout; eh bien! cette supposition se réalise dans l'épanouissement du fluide nerveux déterminé par la crise somnambulique. Un somnambule qui serait le plus lucide possible verrait ainsi; mais, comme je le disais tout-à-l'heure, il est très-difficile d'atteindre ce degré d'expansion vitale.

La perception, chez la plupart des sujets, s'opère aux endroits où les nerfs ont les principaux foyers d'action; ainsi ce sera pour l'un seulement à travers les paupières, pour un autre à l'épigastre; pour un troisième, les différentes places de la moëlle épinière. Pour celui qui ne voit pas à travers ses paupières, que l'on mette sur ses yeux mille bandeaux, cela n'arrêtera pas la vision; on le conçoit bien.

Par suite de cette extension de la sensibilité, tous les *corps ne sont pas également* perceptibles; chacun affecte plus ou moins péniblement le sujet et agit sur lui plus ou moins. Cela a lieu en vertu de la loi qui rapproche les êtres de même essence et qui éloigne ceux qui sont dissemblables, ou plutôt qui sont très-distans dans l'échelle ontologique. Ainsi, j'ai dit que les métaux étaient les corps qui affectaient le plus les somnambules, et que parmi eux l'or, le platine, l'argent leur faisaient du plaisir, tandis que les autres, en descendant jusqu'au fer et au cuivre, leur donnaient de la souffrance; j'ai dit aussi que les couleurs agissaient de même, le rouge d'abord et le violet en dernier, et avec agacement; eh bien! au point de vue de vision, ces actions seront les mêmes, c'est-à-dire que sur quatre choses, dont une sera métallique, le somnambule verra le métal le premier, parce que son fluide tend à se combiner avec celui du métal. Pour les couleurs, il verra mieux le rouge et le jaune que le violet et le rose, parce que la couleur n'est que la lumière concentrée et décomposée, et que le fluide magnétique du somnambule, qui est lumière, tend à se fondre avec la lumière colorée du corps, et qu'il a plus de sympathie pour telle ou telle nuance, de même que tel faisceau du prisme est plus électrique et agit plus chimiquement que tel autre rayon.

(J'ai vu en effet des somnambules voir des rubans rouges, verts, blancs, et ne pas voir d'autres couleurs ; je les ai vus accuser un métal et ne pas nommer d'autres choses; si on n'a pas saisi la loi physiologique qui motive ces contradictions, on attribue au hasard les réussites et on nie le somnambulisme.)

Ce qui se passe pour la vision a lieu de la même manière pour la tactilité, et c'est par suite de l'exquise expansion de ce sens que le somnambule sent le voisinage des métaux et des personnes qu'il affectionne ou qu'il déteste, qu'il apprécie les qualités de température et de consistance de corps très-éloignés; c'est le même sens qui l'impressionne de douleurs, et qui l'identifie presque aux organes des malades.

Pour le sens de l'ouïe, les modifications physiologiques sont de même nature. Tout son vers lequel le *moi* n'est pas dirigé, reste perdu ; pour devenir sensible, il faut que le magnétiseur dirige l'attention du somnambule de ce côté ; le plus souvent il ne suffit pas d'appeler l'attention, il faut faire subir à l'air qui vibre la saturation magnétique; le son en effet n'est plus une qualité des corps, ce n'est qu'un phénomène d'une action mixte du corps qui entre en mouvement et de l'air qui répète ces mouvemens ; il n'y a pas là d'union possible entre le fluide magnétique du somnambule et le *son;* il faut donner à l'air qui vibre assez d'affinité pour que le fluide nerveux puisse s'y mêler, et par conséquent continuer vers le *moi* le mode d'ondes sonores qui se produisent. Quelquefois cependant l'union des fluides est immédiate. Certains sons, certaines voix déterminent cette exception. J'ai remarqué que la musique, et principalement celle des instrumens métalliques, était entendue malgré un isolement parfait; j'ai observé aussi que le chant était plus vite saisi que la parole ordinaire. Il y a cependant des somnambules qui restent insensibles à tous les genres de sons, tant qu'on n'a pas établi de rapport. Ce phénomène de la modification de l'ouïe peut offrir des expériences très-concluantes. Par exemple, une somnambule est dans un salon; je prie qu'on me désigne certaines touches d'un piano et je les magnétise; alors le jeu de la partie non magnétisée reste perdu pour la somnambule, qui n'entend que les sons sans suite des touches indiquées.

L'ouïe, comme les autres sens, se déplace et se manifeste aussi de préférence aux centres nerveux; c'est à l'épigastre qu'on l'a observé le plus souvent.

Quant au sens du goût, il offre les mêmes phénomènes d'extension et de déplacement. Le déplacement s'observe aussiplutôt chez les extatiques spontanés; ainsi on les voit se poser à l'épigastre, aux pieds ou ailleurs, les mets qu'ils veulent manger; la bouche fait les mouvemens de mastication, et ils accusent la véritable saveur. Les somnambules magnétiques ont, comme cela doit être, plus de perfection dans l'extension de cette faculté, qui n'a pas toujours besoin d'être localisée; il y a plus, c'est que la réalité de la substance est parfois inutile, la volonté du magnétiseur anéantit la qualité propre et lui en substitue une factice pour les sens, mais réelle pour l'âme, car le magnétiseur la tient créée, formée dans sa pensée, et c'est là que l'âme du somnambule trouve cette qualité factice. L'épanouissement du fluide est tel qu'il s'irradie au milieu de celui du magnétiseur, s'y mélange et reçoit l'impression de l'âme de celui-ci. C'est ainsi que le magnétiseur peut faire manger au somnambule un morceau de pain pour une cerise; qu'il peut lui donner à boire de l'eau pour du vin; il n'y a pas changement de substances, il n'y a qu'union intime des deux âmes, et sensation de l'une par l'autre.

Ce que nous venons de dire en analysant pour chaque sens les phénomènes qu'il présente, pourrait porter à considérer ce développement de la sensibilité comme une exaltation partielle d'un des sens, et laisser croire que l'âme a toujours cinq moyens de se mettre en rapport avec les objets extérieurs; mais, par une synthèse psychologique, il faut reconnaître que les cinq sens cessent d'être localisés et même d'exister; ils se fondent ensemble, et, comme le disaient Puységur et Delausanne, un sixième sens vient les résumer et les remplacer; l'individu n'est plus qu'un sens, il est diaphanisé, on pourrait dire même il est spiritualisé.

Maintenant que j'ai posé les lois en vertu desquelles se comporte le grand phénomène du somnambulisme, considéré au point de vue le plus général, je puis entrer dans des études de détails individuels, car jamais un somnambule ne réunit tous les genres de phénomènes que peut offrir l'état en lui-même. Ce serait, comme je l'ai dit, l'être arrivé à la perfection.

La lucidité magnétique présente donc des degrés suivant les individus.

Il est à remarquer toutefois que la fréquence des magnétisations la développe, mais aussi que l'abus fatigue le sujet et obscurcit ses facultés. On ne peut fixer de règle; l'expérience doit guider, et, avant elle, l'avis du somnambule.

J'ai conservé lucides plusieurs somnambules non malades pendant deux ans, en les magnétisant deux fois par semaine. Quand, par des circonstances majeures, je les magnétisais tous les jours, ils m'avertissaient qu'ils s'affaiblissaient, qu'ils maigrissaient, et que je devais suspendre.

Je vais tracer brièvement les caractères du somnambulisme.

Lorsque le magnétisé, après un quart d'heure, une demi-heure ou davantage d'un sommeil profond, durant lequel il était isolé à tout bruit extérieur, n'entend que son magnétiseur, qu'il lui répond et qu'il n'a plus de souvenir à son réveil, c'est qu'il est somnambule. La condition d'isolement n'est pas rigoureusement indispensable, car j'ai rencontré de très-bons somnambules qui entendaient tout et dont l'ouïe était même devenue d'une finesse extraordinaire. Cette anomalie est épineuse et doit mettre le magnétiseur sur ses gardes. On doit toujours chercher à la détruire, et avec de la patience on y parvient après plusieurs séances.

Le somnambule voit l'organe malade de son corps et indique un remède convenable. Cette vision anatomique est d'abord confuse, ce n'est que peu à peu qu'il donne des détails précis, et parfois la première vision lui fait une telle frayeur qu'il a de la peine à se décider à regarder de nouveau. J'en ai vu éprouver une telle secousse qu'ils se réveillaient.

A un degré plus élevé le somnambule voit toute l'anatomie de son corps, et il étend cette faculté aux étrangers que l'on identifie avec lui par le même fluide magnétique.

C'est dans ce genre de l'application des facultés somnambuliques, qu'il est besoin d'une grande habitude pour ne pas les embrouiller et pour obtenir des renseignemens précis, car leurs descriptions sont quelquefois si bizarres, les dénominations qu'ils donnent à ce qu'ils voient sont si étranges, qu'il faut être anatomiste et médecin pour s'y reconnaître et les diriger convenablement.

Les membres du magnétisé peuvent être frappés d'insensibilité complète ou incomplète. Je crois qu'il convient de l'établir dans la période de sommeil qui précède le somnambulisme; cependant je l'ai vue provoquée au milieu de la lucidité la plus parfaite.

La paralysie, ou l'abolition du mouvement dans les membres du somnambule, quoiqu'il fasse effort pour les mouvoir, est facile à provoquer. Je la distingue de la catalepsie, dans laquelle le membre reste immobile dans la position où on le met, et l'on sent les muscles fortement contractés. Ces deux phénomènes peuvent être continués après le réveil, et ils disparaissent à volonté sous des passes dégageantes. On doit être avare de cette expérience, qui offre des dangers.

C'est par la paralysie du larynx que l'on arrête tout-à-coup un somnambule qui chante. En le dégageant, le chant continue à la syllabe coupée.

La plupart des somnambules ressentent les douleurs des personnes avec lesquelles on les met en rapport. Cette sensation est fugitive et ne laisse pas de traces au réveil si l'on a soin de bien rompre le rapport.

Si c'est le magnétiseur qui souffre, la sensation est des plus vives, et elle persiste souvent au réveil. Si l'on continue plusieurs jours à magnétiser dans cette disposition maladive, on inocule au somnambule la même maladie. On doit donc être très-réservé sur ce point et étendre la prudence jusqu'aux affections de l'âme, car on ne saurait croire combien est terrible l'influence d'un esprit agité sur certains somnambules

Cette identification des deux systèmes nerveux produit le phénomène de l'imitation ;

ainsi, que le magnétiseur se mouche, qu'il tousse, le somnambule répète ces actes.

A un degré encore plus élevé, le somnambule distingue dans l'obscurité ou à travers un corps opaque les objets qu'on lui présente ; il peut même lire et écrire.

Il voit aussi le fluide magnétique, et comme ce fluide est lumineux, il peut, étant réfléchi, former l'éclat d'un miroir et en servir. Ainsi le magnétiseur peut transformer sa main, sa figure en glace, y faire mirer le somnambule et lui faire voir dans ce miroir factice les objets qu'il veut y peindre.

Le magnétiseur peut opérer sur un membre de son sujet une attraction semblable à celle de l'aimant sur le fer, avec cette différence que sa main est distante de plusieurs centimètres. Le corps même suit la direction, le somnambule se lève et se jette tout d'une pièce vers le magnétiseur.

Je dois compléter ce paragraphe en copiant un fragment d'une lettre que l'auteur d'un genre d'attraction fort extraordinaire m'a adressée :

« Différens essais d'attraction ayant réus-
« si, je voulus voir si je pourrais opérer
« une ascension complète. Je plaçai ma main
« à cinq centimètres au-dessus de l'épigastre,

« et le corps entier perdit terre et demeura « suspendu.

« La personne que je magnétise ayant été « gravement malade d'une fluxion de poi- « trine, j'ai cessé, pour ne pas la fatiguer, « de l'enlever horizontalement ; je place « maintenant ma main au-dessus de sa tête « et lui fais perdre terre de manière à pou- « voir passer plusieurs fois la main sous ses « pieds. »

D'autres magnétiseurs ont avancé avoir obtenu ce phénomène, que nous regardons comme dépendant d'une modification inconnue de notre organisation. Nous en parlerons plus tard.

Parmi les caractères du somnambulisme, il y a encore le déplacement des sens, phénomène dont nous nous sommes occupé en étudiant ses lois physiologiques. Nous avons dit que la vision, l'ouïe, le goût étaient transportés à la nuque, à l'épigastre, aux pieds. Nous avons vu aussi, après le déplacement des sens, leur perversion complète ; ainsi la vue n'est plus localisée, elle est partout, elle a lieu à travers les corps opaques et malgré les distances ; l'ouïe est exquise pour certains sons même très-lointains, et insensibles pour les autres personnes ; le goût trouve une saveur différente aux substances, selon la volonté du magnétiseur.

Un caractère essentiel et commun à tous les degrés du somnambulisme, c'est l'oubli complet au réveil de ce que l'individu a dit et fait pendant son sommeil. Il y a quelques exceptions, mais elles sont rares et n'arrivent qu'aux premières magnétisations.

Un commandement ferme peut laisser au somnambule le souvenir de ce que l'on désire qu'il retienne dans son état ordinaire. Cette modification de la mémoire offre de grands avantages dans les traitemens de la médecine magnétique; car le malade consent à des médications désagréables, tandis qu'éveillé il est d'un avis bien différent.

La faculté de faire passer dans la vie ordinaire le souvenir de ce qui a lieu dans l'état somnambulique s'étend aux modifications que l'on opère sur les fonctions des sens. Ainsi, ayant présenté à des somnambules trois oranges dont une seule avait été magnétisée et entourée d'une couche épaisse de fluide, avec l'intention qu'elle restât invisible, cette orange le fut en effet lorsque ces somnambules furent rendues à leur état normal. En vain j'affirmais que le plateau portait trois oranges, elles riaient de moi et me présentaient les deux oranges qu'elles saisissaient. Enfin, tâtonnant de la main, elles rencontrent un corps qu'elles prennent, le charme disparaît, et les trois oranges deviennent visibles.

Demandant à une autre somnambule si elle voit la petite table qui est au milieu de mon salon, elle répond oui. Alors, enveloppant tout le pied de fluide, elle s'étonne de voir un dessus de table suspendu. Au réveil, l'étonnement ne peut être décrit; cette demoiselle presse de tous côtés cette table aérienne, elle la trouve solide, et s'en va de chez moi fort inquiète sur mon compte.

J'ai varié de mille façons ces expériences, que je crois très-peu connues, et j'ai toujours réussi lorsque j'avais affaire à un somnambule bien lucide.

Il me reste à mentionner la faculté de prévision qui s'observe chez les somnambules très-lucides. Beaucoup présentent la prévision organique, c'est-à-dire qu'ils voient spontanément l'état dans lequel les mettra leur maladie à une époque encore très-éloignée. Ainsi des épileptiques annoncent plusieurs semaines à l'avance l'heure et la minute d'un accès.

D'autres fois un somnambule prédit pour

un terme plus ou moins lointain une maladie qu'il détermine et dont il semble ne porter aucun germe, et cette prévision se réalise ponctuellement.

On en a vu, et j'en ai rencontré, qui fixaient le jour de leur mort, sans croire possible de détourner cet événement. Le jour prédit, il survenait en effet une crise terrible dans la maladie, tout semblait désespéré, et on croyait avoir la preuve funeste de la fatale prévision, quand, au milieu de son agonie, le malade, mis en somnambulisme par un reste d'espoir, annonçait qu'il allait vivre. C'était une syncope, une crise effrayante qu'il avait prise pour la mort, ne pouvant apprécier le secours que le dévoûment de son magnétiseur devait apporter.

Dans de pareilles circonstances il ne faut donc pas perdre courage, il faut lutter jusqu'à la fin, parce qu'il est possible que le somnambule ait pris pour la cessation complète de la vie une suspension momentanée du jeu des organes. Les auteurs n'ont pas constaté de fait bien authentique où une prévision de mort se soit réalisée; j'en possède, mais les temps ne sont pas accomplis.

La prévision, en dehors de ce qui intéresse l'organisme, est beaucoup plus rare.

Ce n'est plus en effet une appréciation calculée d'une crise dont les causes peuvent exister dans le mécanisme des organes; c'est un fait à venir dont les motifs semblent dépendre de la bizarrerie de ce qu'on appelle hasard. Ce genre de prévision est pour moi très-réel; mais comme je ne l'ai observé que dans des lucidités extraordinaires et pour ainsi dire survenant comme un éclair, je remets à en parler dans le chapitre de l'extase.

III.

Extase.

Comme l'état nerveux magnétique et comme le somnambulisme, l'extase peut être produite par l'action d'une volonté étrangère ou par une cause fortuite indéterminée.

L'extase magnétique se montre encore bien plus rarement que le somnambulisme ; à peine la rencontre-t-on une fois sur vingt cas de somnambulisme lucide, ce qui suppose presque deux cents sujets magnétisés, car je crois que bien souvent on a pris une haute lucidité pour l'extase.

Ce phénomène ne se manifeste que chez les somnambules très-lucides, et principalement chez ceux qui sont portés à des sentimens d'une religion tendre et élevée ou qui sont animés d'un amour profond ; sur ces sujets, la crise s'opère spontanément ; sur les autres, elle peut être provoquée par l'art. Etudions d'abord l'extase déterminée par le magnétisme.

Il arrive qu'en magnétisant avec énergie un somnambule prédisposé à la crise dont je parle, il cesse tout-à-coup d'entendre son magnétiseur; il pâlit, ses membres s'affaissent complètement, et si l'on ne sentait encore des battemens au cœur, on croirait que la mort vient de frapper le somnambule. C'est que ce surcroît de fluide magnétique a comme rompu les centres où la circulation nerveuse se faisait, et que l'âme inondée de cette lumière se trouve sur le point de perdre ses rapports avec le corps. Elle est sur la limite du monde physique, attirée par le monde spirituel, qui est lumière pure. Alors, si l'on reste observateur, on voit le visage de l'extatique exprimer un sourire de bonheur, il demeure silencieux ordinairement, quelquefois il parle seul et très-bas; ce que l'on peut saisir, ce sont des expressions d'amour, de béatitude, adressées à un être qui semble converser avec lui, ou bien ce sont des paroles de consolation, des conseils sur un événement d'avenir adressés à celui qui occupe les pensées de l'extatique; très-rarement il pense pour lui; il a oublié la terre...... Après une demi-heure de durée, cette crise s'éteint; et le somnambulisme se remontre comme avant sans qu'il reste aucun souvenir de ce qui s'est passé dans l'extase. Lorsque le magnétiseur voit ces phénomènes apparaître, il doit faire en sorte de conserver son rapport avec son sujet ; avec de la patience, de la douceur, on y parvient, et cela a un avantage immense, car on empêche l'âme du magnétisé de s'attacher à des pensées qui lui font désirer la mort, et qui donnent une excitation dangereuse à son système nerveux ; on utilise cette exaltation de la lucidité pour des renseignemens précieux sur la maladie du sujet ou sur celle d'autres personnes, ou bien sur la marche d'un événement important, enfin sur un point qui puisse ramener constamment à la vie. L'extatique cède peu volontiers à ces sollicitations ; il vous conjure au contraire de le laisser dans cet état de félicité qu'il ne peut dépeindre; il voudrait qu'on l'aidât à achever de briser les liens qui le retiennent encore parmi les hommes; on hâterait, dit-il, sa vie céleste; il pourrait être avec les anges qu'il contemple et avec lesquels vous l'entendez converser. La plupart en effet des extatiques qu'on laisse *libres* dans la crise disent voir un ange qui s'intéresse à eux et les conseille.

Leur discours n'a nullement le caractère du rêve; d'ailleurs leur état est supérieur au somnambulisme, dans lequel on ne les accusait pas de rêver; pourquoi donc taxerait-on d'illusion ce qui se passe dans l'extase ?

Les extatiques qui ont ces visions célestes et ces tendances d'abnégation personnelle sont toujours les jeunes personnes dont l'âge n'a pas encore permis au souffle des passions de ternir la candeur de l'âme, ou les individus dont la vie est remplie de vertus. Quelle que soit d'ailleurs leur religion, le caractère mystique est le même, amour, indifférence pour les affections terrestres, désir ardent du ciel, vision d'êtres spirituels.

J'ai dit que la fréquence des magnétisations favorisait la lucidité, mais fatiguait à la longue le magnétisé ; cette loi doit être appliquée encore plus sévèrement à l'extase ; cette crise en effet relâche par elle-même les liens de l'âme et du corps, et la déterminer souvent, c'est détruire de plus en plus le mode de la vie terrestre, par conséquent approcher la mort ou du moins naturaliser un mode de vie incompatible avec la destinée humaine sur la terre.

J'ai failli causer la mort d'une malade que j'avais amenée, par des somnambulisations réitérées, à un état extatique parfait ; dans ces extases, elle était enivrée de joie de voir le jour de délivrance s'approcher ; elle me le cacha long-temps, parce qu'elle sentait que j'eusse changé mon système de traitement, et ce n'est qu'en voyant ces extases se renouveler plusieurs fois par jour et spontanément, ou seulement par ma présence dans la chambre, que je soupçonnai que l'épuisement, qui augmentait chaque jour, provenait du relâchement du système nerveux. La somnambule avoua avec quelque peine que j'avais rencontré juste, et eut beaucoup de peine à renoncer à la mort, qu'elle voyait venir avec tant de délices.

Ce n'est guère que dans l'extase que l'on observe de ces vues à distance subites et sans qu'il existe aucun rapport entre les lieux et le sujet, ou de ces communications intimes des pensées, à tel point que l'extatique comprend une langue étrangère sue par la personne de laquelle il s'occupe, ou bien encore qu'on le voit pris de la maladie d'un étranger en symptômes et en douleurs, et le malade subitement soulagé. Analysons ces caractères de l'extase.

Le don des langues a été regardé par les théologiens comme un signe de possession démoniaque, non pas chez les extatiques magnétiques, puisqu'au moment où l'église observait ce phénomène il n'y avait pas de magnétisation réfléchie, mais elle le déclarait surnaturel pour les extatiques spontanés, sur lesquels le phénomène était accompagné de convulsions. Nous ne nions pas la communication des extatiques de ces temps avec des êtres surnaturels, mais nous ne pouvons reconnaître la même cause pour les extatiques magnétiques, attendu qu'ils ne comprennent pas une question d'allemand, si celui qui l'adresse ne comprend pas ce qu'il dit; ce qui prouve que ce phénomène n'est qu'une extension de la perception des pensées, et que les mots n'étant que des sons, si la pensée ne leur donne un sens, l'âme de l'extatique ne trouve aucune valeur morale à ces sons, sans intelligence aucune pour la conscience de celui qui les prononce.

Quelquefois l'extatique parle sans qu'on lui adresse aucune question, soit en latin, soit en une autre langue qu'aucun des assistans ne connaît; mais si l'on prête attention, on entendra le latin rempli de fautes et on n'y verra que la liaison des souvenirs des lectures que l'individu a faites dans sa vie, et qu'il rassemble en vertu de la prodigieuse mémoire dont il se trouve doué; il en est de même pour les autres langues ; il a pu apprendre quelques mots, quelques phrases, que sa mémoire dans l'état ordinaire avait oubliés, mais qu'elle se rappelle avec clarté dans ces momens. Il y a de nombreux exemples de ce que j'avance, cités dans les ouvrages de médecine, car certaines affections du cerveau produisent sur l'organe de la mémoire les effets les plus singuliers.

Dans le somnambulisme magnétique, on peut faire aller l'esprit du sujet vers un endroit éloigné, et savoir par lui comment sont les lieux à ce moment ; mais pour cela il faut que celui qui parle au somnambule connaisse les localités ou que lui les ait connues, car si je m'avise de demander à un somnambule la description du cabinet de l'empereur de Russie, assurément il ne m'en dira rien d'exact, parce que la lumière magnétique dont son âme dispose ne peut rayonner dans aucune direction certaine, puisqu'elle manque d'un moteur intelligent qui sache par où déterminer l'expansion nerveuse. Quant à l'extatique, il peut être transporté en un lieu inconnu de lui et de tous ceux qui l'environnent ; il voit et entend ce qui s'y passe d'une manière exacte ; mais cette vision est spontanée et ne peut être provoquée; en vain voudrait-on la solliciter, elle exigerait les conditions de la vision somnambulique; elle serait plus parfaite sans doute, mais elle nécessiterait un point de départ sur lequel l'esprit pût prendre direction. Ainsi le fait suivant est de cette espèce, c'est-à-dire qu'un rapport étant pris, l'extatique l'a suivi jusqu'à sa fin; Michel, somnambule du docteur Garcin, de Draguignan, par une vision rétrospective d'un fait accompli, se reporta en 1833 au départ d'une corvette dont on n'avait plus entendu parler, et dont le sort avait vivement préoccupé ceux qui étaient présens. Michel suit de Cherbourg le vaisseau jusqu'en Islande; il le voit faire relâche sur une côte à cause du mauvais temps, il en repart avec lui, puis le perd de vue; il le retrouve tout-à-fait dans le nord; c'est au mois de mai, quatre ans plus tard; le froid est excessif; les habitans ne se montrent pas, et il ne peut apprendre le nom de ce pays. La corvette part de nouveau; il la suit, en décembre 1837, dans un pays encore plus glacial, il tremble de tous ses membres par le froid qu'il éprouve; il est si mal qu'il ne peut détailler l'événement qui menace le navire; il le voit enfin s'engloutir avec tous les hommes, et les chats même qu'il dit être dans le bâtiment meurent. (*Revue britannique.* — *Juillet* 1838.)

Un soir, j'avais chez moi deux somnambules, et dans une maison voisine se donnait un bal. A peine l'orchestre eut-il préludé que l'une des deux s'agita, puis entendit le son des instrumens. J'ai dit plus haut que certains somnambules isolés étaient cependant sensibles à la musique. Bientôt la seconde somnambule distingua l'harmonie, et elles comprirent que c'était un bal.

— Voulez-vous le voir ? leur dis-je.

— Certainement.........

Et sur-le-champ voilà les deux jeunes filles riant et causant sur les poses des danseurs et les costumes des danseuses.

— Voyez donc ces demoiselles avec leurs robes bleues, comme elles dansent drôlement, et leur père qui balance avec la mariée........ Ah ! que cette dame est sans gêne ; elle se plaint que son verre d'eau n'est pas assez sucré , et elle demande du sucre....... Oh ! et ce petit bonhomme ! quel singulier habit !........ De ma vie je n'avais vu spectacle plus agréable et plus instructif ; deux personnes présentes, doutant qu'il y eût vision réelle, se rendirent à la salle du bal et furent stupéfaites en voyant les demoiselles à robes bleues, le petit homme à habit rouge et le danseur de la mariée que les jeunes filles avaient nommé !.......

Cette vision avait été spontanée, mais elle avait été provoquée par un son qui avait établi un rapport physique entre les somnambules et le bal. Ce rapport, comme je le disais, s'opère par le fluide nerveux du somnambule, qui se dirige vers le point où il est attiré ou dirigé. Ainsi, ayant demandé à ces demoiselles comment elles avaient pu voir se trouvant loin des lieux, elles me répondirent qu'aussitôt que je leur avais proposé d'assister au bal, une vive lumière s'était prolongée de leurs yeux jusque dans la salle et l'avait rendue visible.

En 1838, je donnais mes soins à une dame d'une lucidité très-remarquable. Elle était sur le point de faire un voyage très-lointain, et il était à craindre qu'elle ne fût dans l'impossibilité de l'entreprendre. Cependant elle trouva moyen de se rétablir assez promptement par une médication très-énergique. Ce voyage l'occupait beaucoup dans ses somnambulismes, elle en parlait toujours. Un soir qu'elle était magnétisée, reposant paisiblement près de son mari et de moi, son corps s'affaisse tout-à-coup et glisse du fauteuil ; elle pâlit et semble agiter les lèvres. Au bout de quelques minutes, j'étais parvenu à me faire entendre, et elle me faisait des remarques comme si j'eusse été avec elle dans les lieux qu'elle parcourait. L'extatique était dans un bateau à vapeur, parlait aux passagers, tremblait à cause de la rapidité du Rhône; lorsque le bateau passa sous un certain pont, elle m'étreignit avec force, tant elle avait frayeur de ce passage; puis elle admira les sites de la rive et l'affluence du peuple sur le port où le bateau s'arrêta; c'est Lyon, dit-elle... Tout-à-coup elle parle de prairies...; elle avait bondi au village où elle se rendait; elle riait des chapeaux des femmes, et n'entendait rien à leur langage; elle voyait des moutons dans les champs, des montagnes superbes......; puis elle cesse de parler, s'agite, elle est redevenue somnambule, elle a tout oublié....... C'était une vision extatique.

Trois mois après elle était revenue réellement de ce voyage; elle nous donna tous les détails que nous avions enregistrés ; elle avait vu à six cents kilomètres des localités dont elle n'avait connu lors de son extase que le nom, sans même savoir de quel côté elles étaient situées.

Parmi les extatiques religieux ou très-affectueux, on en observe qui se font un bonheur de mettre à profit la faculté d'influence dont jouit tout somnambule lucide pour soutirer le principe morbide qui entretient une maladie dans une personne qu'ils ont prise en amitié. Ainsi auprès d'eux le malade ne sent plus ses souffrances ; ce soulagement continue plus ou moins long-temps ; et si le rapport est souvent répété la guérison a lieu, tandis que l'extatique est pris de fièvre et de douleurs, et les mêmes organes présentent chez lui les mêmes symptômes de maladie. Cette absorption des maux a lieu sans qu'on s'en doute ; l'extatique est concentré, il vous prend ordinairement la main comme d'amitié, et pendant que vous le contemplez et que vous donnez cours à mille réflexions, il aspire le mal qui vous détruit!....... J'ai lu peu de ces observations ; elles doivent être rares en effet, car on trouve peu de dévoûmens aussi grands ; mais j'ai été moi-même l'objet de cette charité toute céleste, et je puis en parler.

Cet intéressant phénomène de l'extase pourrait nous engager dans de hautes méditations, mais ce serait anticiper sur ce que nous avons à dire dans notre leçon sur la philosophie du magnétisme ; je me contenterai de noter que cette faculté d'influence, dont l'extatique fait usage pour le bien, pourrait être tournée vers le mal, s'il était possible à un ange d'en vouloir.

Je dois affirmer en effet que le véritable extatique est toujours d'une charité et d'une moralité aussi parfaites que possible, qu'il fût ainsi dans sa vie ordinaire ou non ; car dans ce cas, dès que l'extase est complète, ses sentimens changent tout-à-fait, et il devient opposé à ses idées de la veille. Dans le somnambulisme, au contraire, l'individu conserve le plus souvent ses penchans habituels, et ce n'est que dans cet état que l'on a pu observer la faculté d'influence dirigée vers le mal.

On a vu par exemple le somnambule au cœur duquel le magnétiseur a laissé fermenter les passions de l'état de veille, employer sa puissance magnétique à troubler l'équilibre nerveux de celui qu'il a pris en haine, et causer incontinent des vertiges, des convulsions, des étouffemens qui alarment plus du reste qu'ils ne valent réellement, car leur effet n'a pas de durée si l'on ne s'en frappe l'esprit. On doit comprendre que si le magnétiseur peut, sans geste, par sa seule volonté, actionner très-fortement un individu qui soit près ou loin de lui, à plus forte raison le somnambule qui a la connaissance des lois d'un organisme qu'il observe peut agir sur cet organisme de manière à le troubler. On a étendu le fait que je signale à l'homme éveillé, et on a dit que par sa volonté l'homme pouvait faire du mal à un autre qui serait dans son état ordinaire; on a trouvé là l'explication des sortiléges pour lesquels les gens de campagne ont tant de frayeur, et les sorciers ont été regardés comme des espèces de magnétiseurs. Ceci est une erreur, une envie de grossir le merveilleux, car l'action de l'homme sur son semblable a des bornes, et quand elle produit un effet, cet effet a lieu sur le système nerveux, tend à le paralyser, à amener le sommeil, ou s'il détermine une excitation et un trouble violent, c'est passager, et cela ne dure pas comme on prétend que durent les sorts donnés. Il faut se mettre en garde contre l'imagination et la crédulité, et s'en tenir, en magnétisme, à ce qui est bien prouvé; il a bien assez de merveilles sans chercher à le doter de rêveries.

L'extase comme le somnambulisme ne se développe que chez les individus prédisposés naturellement à cette crise, et de même qu'on magnétiserait en vain pour rendre somnambule celui dont l'organisation s'y opposerait, de même on surchargerait inutilement le somnambule dont le tempérament n'aurait pas les conditions indispensables pour arriver à l'extase. Au contraire, ceux qui tendent à cet état par leur nature, car il y a de ces êtres privilégiés, y arrivent par la moindre cause d'exaltation morale, et quelquefois par une excitation physique.

Comme il est constant que l'impressionnabilité est bien plus exquise dans le somnambulisme qu'autrement, il faut se garder de donner au somnambule des émotions trop fortes, quel que soit leur genre, car il peut se manifester subitement un état de syncope profonde, qui peut sans doute mener à l'extase, mais qui peut aussi frapper d'accidens terribles le sujet, surtout si le magnétiseur s'alarme et n'est pas familier avec cet épouvantable tableau de la mort qui survient tout-à-coup.

Voici un exemple de la puissance de l'exaltation morale sur le somnambule. C'est M. Chardel qui parle :

« Un jour, en magnétisant une somnambule, je la fis passer à l'état supérieur ; elle se promenait dans l'appartement avec une amie, et me pria de réciter une scène des tragédies de Racine. Je me livrai imprudemment aux sentimens que cet auteur exprime si bien, et je ne m'aperçus de l'émotion de ma somnambule qu'en la voyant tomber sans mouvement à nos pieds. Jamais privation de sentiment ne fut plus effrayante; le corps avait toute la souplesse de la mort; chaque membre que l'on soulevait retombait de son propre poids, la respiration s'était arrêtée, le pouls et les battemens du cœur ne se faisaient plus sentir; les lèvres et les gencives se décolorèrent, et la peau, que la circulation n'animait plus, prit une teinte livide et jaunâtre.

« Heureusement je ne me troublai pas, et je me possédais trop pour ne pas sentir que je pouvais exercer une grande puissance sur ma somnambule. Je commençai par magnétiser les plexus, j'inspirai un souffle magnétique dans les narines, j'en fis autant sur la bouche et sur les oreilles, et peu à peu ma somnambule recouvra l'usage de la parole. J'appris que rien d'extraordinaire n'avait altéré sa santé, mais que son âme, dans son émotion, se séparait de son corps en entraînant la modification vitale qui lui obéit. Le contact avec l'affectibilité avait alors cessé, les circulations sanguine et nerveuse s'étaient arrêtées, et la vie spiritualisée, prête à quitter l'organisation, retenait encore l'âme incertaine, en vacillant comme la flamme au-dessus de la lampe qui s'éteint.

« La circulation sanguine, lors de mes questions, avait déjà repris son cours; quant à la circulation nerveuse, elle n'était rétablie que dans la tête et la poitrine; du moins ma somnambule m'assura que le reste de l'organisation en était encore privé, en sorte qu'elle voyait son corps comme un objet étranger dont elle répugnait à se revêtir. Elle n'y consentit qu'en cédant à ma volonté, et me prévint que c'était ma vie spiritualisée (fluide magnétiqne) qui rétablissait chez elle le cours de la circulation nerveuse. »

Cette explication de l'extinction de la vie corporelle et de cette séparation de l'esprit qui considère son propre corps comme une machine étrangère, est d'une haute valeur métaphysique. Tous les extatiques qui subissent ce phénomène physiologique s'expriment de même.

J'ai donné mes soins à une malade qui entrait pendant la nuit dans l'extase, lorsqu'il était nécessaire de recevoir quelque lumière sur la marche de sa maladie. Voici comme elle me rendait compte de ce qui se passait :

« J'entre, dit-elle, dans un état semblable

à celui que le magnétisme me procure, puis peu à peu mon corps se dilate et je le vois très-distinctement loin de moi, immobile, pâle et froid comme un mort ; quant à moi, je me parais une vapeur lumineuse, je sens penser *séparée de mon corps*. Dans cet état je comprends et je vois bien plus de choses que dans le somnambulisme ; tandis que, somnambule magnétique, je pense sans être séparée de mon corps. Après quelques minutes, un quart d'heure au plus, cette vapeur se rapproche de plus en plus de mon corps, je perds connaissance, et l'extase a cessé. »

Ce qui précède doit avoir fait comprendre que l'extase est le dernier terme d'extension que puisse atteindre le système nerveux, et qu'à ce degré l'homme spiritualisé, ou, si l'on aime mieux, fluidifié dans tout son être, jouit de toutes les facultés de ce qu'on appelle *esprit*. Or, comme entre l'homme et le minéral il y a une série d'êtres graduellement croissans en sensibilité et en intelligence, de même entre l'homme et Dieu il y a une série d'êtres intelligens et immatériels.

L'homme en effet est la limite où finit le monde matériel et où commence le monde immatériel ; il participe des deux natures. Il a été créé pour être en rapport avec toute la chaîne des créatures ; mais l'observation générale constate qu'il n'a aujourd'hui qu'un seul des rapports ; il a perdu le sens par lequel il pouvait apprécier l'être spirituel. Ce sens lui est rendu, en partie, par l'état extatique. L'extatique, mais seulement l'extatique, peut donc communiquer avec le monde spirituel. Quand je dis qu'il peut, j'entends qu'il en a la faculté par la nature de l'état où il vient d'arriver; mais la réalisation du fait n'en est pas plus à sa volonté; il faut une cause qui la détermine, selon les desseins de Dieu.

On doit se rappeler que j'ai reconnu pour véritable extatique, d'accord avec tous les magnétiseurs qui ont approfondi cette question importante, l'individu dont la moralité se trouvait dans la crise, exempte de tache et de souillure, car l'observation a constamment montré que le retour à la vertu s'opérait chez celui même dont la vie ordinaire était loin d'être pure. Par conséquent, s'il y a communication surnaturelle, ce ne peut être que par la permission de Dieu et par l'intermédiaire d'un ange de lumière.

Du reste, il est essentiel de noter que les faits de cette nature sont extrêmement rares, et que la plupart de ceux qu'on a avancés n'étaient que des rêves somnambuliques.

J'ai voulu donner acte de la possibilité de la communication de l'homme avec le monde spirituel dans l'état extatique, me réservant la démonstration morale dans le chapitre de la métaphysique du magnétisme.

Pour atteindre le but que je me suis proposé, je dois maintenant considérer les phénomènes du somnambulisme et de l'extase sous un tout autre point de vue que celui du magnétisme; c'est-à-dire qu'ayant posé en principe que les facultés de l'extase étaient l'apanage de notre nature, je dois faire connaître que le magnétisme n'est pas le seul moyen de développer ce mode primitif et si curieux de l'existence humaine.

Les phénomènes extraordinaires de la lucidité somnambulique sont inhérens à notre nature et se sont toujours manifestés depuis que l'homme est créé, avant, bien avant donc que le génie de l'observation ait trouvé que l'action réfléchie de la pensée pouvait les faire naître. Il y a là un mystère profond dont notre siècle aurait donné la clé, si déjà la révélation chrétienne n'en avait expliqué le sens! Rappelons ici à notre mémoire ces nombreux rapports d'extases, de prophéties, de crisiaques, de possédés, de ravissemens, dont les histoires sacrées et profanes de l'antiquité sont remplies, et voyons si maintenant une lueur toute nouvelle ne brille pas à notre intelligence ? Comprend-on que tant de peuples séparés par les lieux et les mœurs, tant d'historiens de religions opposées eussent pu retracer les mêmes tableaux, s'ils n'eussent pas eu devant eux la réalité des faits ? Comprend-on la sagesse de cette parole de Ch. Nodier :

« La nature de l'homme aurait-elle un besoin secret de se relever jusqu'au merveilleux, pour entrer en possession de quelque privilége qui lui a été ravi autrefois, et qui formait la plus belle partie de son essence ? »

Les théogonies de tous les temps, de tous les pays ont consacré le dogme d'un état plus parfait que l'espèce humaine avait perdu. Mais qu'avait de puissant cette opinion de philosophie, de secte, pour l'esprit de l'homme, sceptique par sa nature ?....... La tradition ! mais il en rit, il demande des choses palpables à ses sens et à sa raison. Eh bien ! ces faits matériels sont venus ! et aujourd'hui, par suite d'une synthèse tout historique, puis toute scientifique, nous pouvons, avec les phénomènes du magnétisme, comprendre les secrets d'anthropologie qu'il nous importait le plus de connaître.

Avant de l'opérer, cette synthèse historique, il faut en poser les élémens; ainsi, dans l'étude des phénomènes magnétiques, j'ai montré que la cause des lucidités les plus extraordinaires avait toujours eu son action sur le système nerveux, et que ce n'était qu'une gradation de l'épanouissement de la centralisation nerveuse qui permettait à l'individualité pensante d'établir des rapports plus étendus. Eh bien! il en est de même lorsque les catalepsies, les convulsions, le somnambulisme, apparaissent spontanément; c'est le système nerveux qui se trouve actionné par une autre cause que celle d'une volonté étrangère. Toutes les fois donc qu'un homme possède un système nerveux prédisposé à cette modification, il l'accomplit dès qu'une excitation quelconque lui survient, et cela du plus au moins, en raison de l'impressionnabilité de son organisation.

Deux divisions peuvent être faites dans le genre des causes excitatrices; celles qui seront morales, c'est-à-dire dépendant de l'activité mentale de l'individu lui-même, et celles qui seront purement physiques et extérieures. Parmi celles qui sont physiques, il faut mettre au premier rang les maladies qui ont apporté un dérangement notable dans les fonctions du système nerveux ; ainsi, les spasmes, les convulsions, les épilepsies, l'excitation de certaines parties du cerveau, en pervertissant l'équilibre de la circulation nerveuse, suscitent des phénomènes nerveux analogues à divers effets du magnétisme, et les facultés mentales se trouvant, par suite, plus isolées des rapports extérieurs et concentrées sur elles-mêmes, acquièrent une activité d'autant plus grande. Alors, si les désordres nerveux sont sans réaction sur les organes splanchniques, et ne donnent pas une douleur trop forte, le *moi* révèle les pensées qui l'occupent, sans avoir conscience de ce qui l'entoure. La lucidité d'une extase naturelle se manifeste.

C'est à cet ordre de faits physiologiques que se rapportent le somnambulisme naturel, la catalepsie, la léthargie. Une fois la première crise nerveuse déterminée, qu'elle l'ait été par un travail organique ou par une impression de frayeur, de douleur, de plaisir, ou toute autre cause, elle tend à se renouveler périodiquement ; ceci est une loi physiologique. Le plus souvent c'est par la répétition identique des mêmes circonstances que le système nerveux entre en action ; car en occupant vivement l'individu à l'heure de la crise, on l'évite fréquemment, si toutefois, au lieu d'avoir sa cause dans une action réelle et d'effet actuel, elle ne l'avait que dans la mémoire.

Cette répétition de la crise, sous l'influence de la préoccupation du sujet, a lieu aussi dans les crises magnétiques, qui tendent également, par suite de la loi que je signale, à se répéter d'elles-mêmes; mais celles-là peuvent être empêchées, parce qu'elles n'ont aucun mobile actif. Au contraire l'on chercherait en vain à distraire l'esprit de quelqu'un que l'on magnétiserait, même à son insu, en prétendant que les effets ressentis sont dus à son imagination; car l'esprit a beau ignorer ce qu'on fait, l'agent magnétique n'en pénètre pas moins l'organisme, et il doit le modifier bon gré malgré; c'est un effet physique qui peut seulement être retardé et troublé, mais jamais annulé, quand toutefois l'individu est bien magnétisable.

La distinction des causes des phénomènes nerveux que nous examinons est de la plus haute importance; c'est pour l'avoir méconnue que le docteur Bertrand et son école ont nié l'agent magnétique et ont attribué tous les genres d'extase à l'imagination; on conçoit quelle était la source de l'erreur.

Les crises nerveuses naturelles présentent aussi trois grandes classes, celles qui n'offrent que les désordres nerveux, celles où l'intelligence agit sans dépasser les limites ordinaires, et celles où les phénomènes semblent incompatibles avec nos facultés habituelles.

Dans les premières se rangent toutes les névroses, parmi lesquelles peuvent être mis ces singuliers effets ressentis par certains individus, à l'aspect ou au contact de divers objets, ou bien à l'audition de certains sons; on sait que des personnes éprouvent un véritable malaise à la vue d'animaux aimés par d'autres, à la vue de fruits ou de fleurs. Le maréchal d'Albret s'évanouissait en voyant une tête de marcassin, et Olaüs Borichius, médecin danois, rapporte qu'un gentilhomme se trouvait mal à la vue d'une anguille.

Quelques personnes sont fort mal au son d'un cor, à celui de l'orgue, au bruit d'un fruit que l'on coupe, au grincement d'un balai, à la voix même de tel individu; d'autres éprouvent des sensations très-désagréables en touchant tel ou tel métal, telle ou telle étoffe, ou tel animal, ou encore en s'approchant du rivage d'un fleuve, d'un marais, de la mer. Tout cela dépend de l'influence réciproque de chaque être de la nature, ou de leur magnétisme; ceux qui sont constitués de façon à rester sans impressions se rient de ces plaintes qu'on appelle idées, vapeurs, et à peine y donnent-ils quelque attention, quand ils voient survenir de véritables accidens, comme des convulsions, des évanouissemens, une catalepsie, un somnambulisme, ce qui arrive à plusieurs personnes très-nerveuses. J'ai connu, par des médecins observateurs, de ces accidens, tels que des douleurs et des paralysies, produites instantanément par le toucher d'une pièce d'or, des somnambulismes provoqués spontanément par des bains dans la mer, et aussi par la douleur d'une amputation.

Dans la deuxième classe des crises naturelles, je citerai quelques somnambulismes naturels, des léthargies et des délires où l'instinct des remèdes surgit d'une manière très-prononcée.

La léthargie est un phénomène nerveux, analogue à cette période de la magnétisation où le sujet dort insensible et immobile, mais avec cette différence que la vie organique participe à l'inaction de la vie de relation; ainsi, la circulation, la respiration, les sécrétions sont suspendues; sur la fin de cette crise, la conscience s'éveille et fonctionne bien long-temps avant que l'organisme ait repris son activité.

Quant aux délires qui surviennent chez quelques malades, et qui présentent des traces de clairvoyance instinctive, ils ne sont pas aussi rares qu'on se l'imagine, et une observation attentive des maladies mentales, des fièvres cérébrales, les ferait rencontrer plus souvent. Le malade, au milieu de paroles incohérentes, demande un remède qu'il affirme devoir le guérir, ou il pronostique un événement dans la marche de sa maladie; souvent c'est sa mort; d'autres fois il voit un ami absent, donne de ses nouvelles, et tout cela examiné se trouve exact. Quelques médecins ont reconnu ce phénomène, et, ayant exécuté les désirs du malade dans ses prescriptions, s'en sont bien trouvés.

Cependant il faut une bien grande habitude du somnambulisme magnétique pour démêler le vrai de l'illusion dans ces délires; et le plus sûr serait de chercher à régulariser la crise par le magnétisme, ce qui souvent serait facile, et on aurait un somnambulisme lucide auquel on pourrait se fier.

Dans la catégorie des crises naturelles qui offrent un développement extraordinaire des facultés ordinaires, nous observerons certaines catalepsies, maladies où la vie de relation seule est interrompue, les perceptions des sens ne s'exécutent plus, les mouvemens volontaires sont arrêtés, et si l'on imprime à un des membres quelque position, il la conserve, comme s'il était de cire; le malade n'entend plus qui que ce soit, et cependant quelquefois il donne des détails très-minutieux sur les actions et les pensées de diverses personnes présentes ou éloignées. Il chante assez souvent, tantôt des romances, tantôt des sons inintelligibles, et cela avec l'accent d'un sentiment si profond que les assistans en sont émus; les phénomènes de cette maladie nerveuse approchent beaucoup du somnambulisme magnétique le plus lucide, et quand on sait les diriger par les lois du magnétisme, on obtient les choses les plus merveilleuses. Cette maladie est très-commune, les médecins de l'antiquité l'ont mal décrite; car sous l'influence des idées de l'époque, ils la regardaient souvent comme surnaturelle, et ce n'est guère qu'à Pétetin, médecin en 1760, qu'on en doit une description scientifique. Depuis, beaucoup d'autres ont publié des relations sur cette maladie ; parmi ces savans je me bornerai à citer le docteur Despine, qui, par sa position de médecin des eaux d'Aix, était à même d'observer un grand nombre de ces affections nerveuses.

Après avoir passé les mois de septembre et d'octobre à Aix, Mad. Schmitz rentra à Genève, et voici, dit M. Despine, ce que m'en écrivait son père, en décembre 1838 :

« .... Vous la connaissez, cette chère enfant, et vous savez si le mensonge entra jamais pour quelque chose dans ses maux, que les ignorans appellent imaginaires.

« Un soir, elle était très-souffrante, et me fait dire de ne pas m'aller coucher sans l'embrasser. — Papa, me dit-elle, va chercher le docteur Julliard, je veux lui montrer les phénomènes de ma maladie; il ne les connaît pas. — J'obéis à regret, car que de fois m'avait-il dit : « Monsieur, c'est inutile de me parler des merveilles de votre fille, je ne vous crois pas. »

« Montés chez moi, j'allume ma lampe, je remets à M. Julliard du papier, et je sors ; il écrit et revient dans la chambre de la malade. Elle demande qu'on couvre sa tête d'un jupon, d'une robe et d'un manteau; il était deux heures du matin. Elle indique à chacun la place qu'il doit occuper, et, après une heure de souffrances, elle dit: « Voilà ma lumière. » — Alors, trempée de sueur, ma fille sort du lit; tout était dans la plus profonde obscurité; elle va s'asseoir sur une chaise longue, prend le papier de M. Julliard, le déploie sur le plancher, met ses deux pieds dessus et lit à haute voix ce que notre cher docteur avait écrit........ Lui s'écrie: C'est bien cela! Il s'en va lire son papier à la lampe de la cuisine, le touche pour s'assurer si l'encre n'était pas préparée; cependant il doute encore, il suppose que c'est à l'aide du phosphore qu'elle avait pu lire....... Ma fille se met à chanter et à dire à son médecin les choses les plus singulières........

« Dans la nuit du 22, MM. Julliard et Chaponnière ont répété l'expérience et ont obtenu les mêmes résultats. Le 10 décembre, Jenny me prie d'aller chercher M. Julliard; je refuse net. Cette contrariété augmenta sa crise. Elle entend alors par la paume de la main droite et la plante des pieds. Le 11, M. Julliard vient à minuit avec les docteurs Coindet et Maunoir; ils commencent leurs essais par bander les yeux de ma fille. Ils lui parlent à la main aussi bas que possible; l'un d'eux pendant ce temps lui met les doigts dans les oreilles, les serrant à la faire crier. Néanmoins elle a lu, elle a entendu et répondu, et ces messieurs ont avoué qu'ils étaient maintenant parfaitement convaincus de la réalité de ces phénomènes vraiment incroyables.

« Le jeudi, à la même heure de nuit, elle m'envoie chercher MM. Faidy et Martin, qui logent à l'étage inférieur de ma maison. J'objecte à mon enfant que ces messieurs dorment et qu'il ne faut pas les déranger. Aussitôt elle me répond : « M.Faidy est couché, mais M. Martin dessine des petits amours dans un nuage; va les chercher, je veux leur montrer les phénomènes de ma triste maladie. » J'obéis, me souvenant de vos exhortations formelles de ne jamais la contrarier...... Je frappe à la porte de M. Martin, qui arrive sa lampe à la main..... « Mais, lui dis-je, vous n'êtes donc pas couché?...... Non; qu'y a-t-il à votre service? — Puis-je vous demander ce que vous faites? — Oui, je dessine, venez voir...... » J'entre, et je vois qu'il dessinait les petits amours que ma fille avait vus de son lit.

« Le 22, M. Bally, régent à Plain-Palais,

était près de nous. Ma fille demande des gants et se fait bander les yeux. Puis, en riant, elle nous dit : Ah! si ces messieurs veulent me mettre des bas, je les attraperai bien, je lirai par le ventre.... M. Bally, ayant plié un billet en quatre, le lui remet; la lumière est emportée, et Jenny prie sa sœur de prendre sa guitare et moi de jouer une valse sur mon violon. Bientôt elle s'écrie : « Bravo, papa, j'aurai bientôt ma lumière » ; et peu de minutes après elle lut le billet.

« Sa tante voyait Jenny pour la première fois en crise; elle fut aussi étonnée que les autres; mais elle le fut bien davantage quand sa nièce lui dit : Tu as écrit à Mad. Tissot..... Ta lettre n'est pas partie; tu lui parles de moi..... Cette dame a une maladie incurable, mais on la soulagerait. »

Tel est le genre de facultés qu'acquiert le cataleptique ou l'extatique naturel.

Ici trouve place la relation de notre célèbre confrère le docteur Frappart, relativement à la maladie de Mad. Comet, extatique naturelle. Je la transcris textuellement, ne voulant rien omettre des spirituelles et logiques réflexions de notre nouveau Beaumarchais.

« Paris, 6 décembre 1839.

« Mon bon ami,

« Encore du magnétisme! ou plutôt du « somnambulisme; et cette fois ils le trou- « veront, j'espère, de bon aloi, car il est « *naturel.*

« Voici le fait :

« Au vu et au su de toute la faculté, de « toute l'Académie, de tout le monde mé- « dical, le docteur Comet a sa femme, sa « propre femme, malade depuis treize mois. « Jusque-là rien que de très-ordinaire. — « Quand de nous autres médecins la ma- « ladie connaît une fois l'adresse, nous ne « pouvons plus nous en débarrasser; elle « venge nos victimes. Mon Dieu! j'en sais « quelque chose; j'ai vécu pendant un an, « un an tout entier, entre deux draps, de « la vie des damnés. — La femme d'un « médecin malade pendant long-temps, cela « n'est donc pas fort curieux; mais ce qui « l'est beaucoup plus, c'est qu'à dater du

« commencement de novembre dernier « Mad. Comet est chaque jour atteinte, à « telle ou telle heure du soir, d'un accès « de somnambulisme naturel et lucide. Ce « qui s'est passé dans les premiers accès, « je ne l'ai pas vu ; et ce qu'on en raconte? « ma foi, pour les confrères qui n'ont, en « général, tout au plus regardé des som- « nambules que par le trou d'une aiguille, « ce doit être un conte des mille et une « nuits. Toutefois, M. Comet n'y est pas « allé par quatre chemins, et après avoir « présenté, le 26 novembre, à l'Académie, « un rapport détaillé des merveilles en ques- « tion, il vient de le publier dans l'*Hygie*. « Pour ne point déflorer votre plaisir, je « vais vous citer quelques-uns des passages « les plus importans de ce rapport.

— « Mad. Comet lit, les yeux fermés, à « travers des corps opaques, sans que les « caractères reçoivent une lumière directe. « Elle désigne le plus petit corps qu'on lui « présente enfermé dans la main.... Bien « plus, elle devine la pensée qui se rap- « porte à elle, et les actes improvisés qui « se passent dans des appartemens con- « tigus au sien; elle indique avec précision « l'heure où ses accès la prendront le len-

« demain, leur durée, actuellement variable « chaque jour; prescrit la dose d'opium « qui lui est nécessaire, la fait diminuer « ou augmenter selon le besoin, et toujours « avec bonheur. Enfin, au milieu des actes « prodigieux de son âme clairvoyante, il y a « un fait qui domine et qui doit servir à « l'appréciation de la réalité de tous les au- « tres : la malade a annoncé, à plusieurs « reprises et dans des accès différens, le « jour de la semaine, la date du mois où « elle recouvrera la santé, et où elle sera « délivrée de ses crises. Cette époque n'est « pas très-éloignée.

« Eh bien! mon ami, que dites-vous de « cette description? Vraiment elle a dû coû- « ter beaucoup à son auteur; car, naguère « encore, il était un des plus fougueux « opposans du magnétisme. Il ne le ména- « geait pas dans ses écrits, et à chaque « instant il le déchirait à plaisir de son « arme favorite, le ridicule.

« Je reviens au rapport de M. Comet, « afin de continuer mes citations et mes « commentaires.

« La malheureuse affection de ma femme « porte avec elle une consolation, car elle « fera juger souverainement une question

« qui a été l'objet de grandes discussions « dans le sein de cette Académie, et dans « la presse où j'ai pris une part active. Je « veux parler de la lucidité et de la clair- « voyance des somnambules, des prodiges « qu'ils réalisent, et auxquels, il y a trois « mois, je ne croyais pas, et qu'aujour- « d'hui je regrette d'avoir taxés publique- « ment de manœuvres frauduleuses, de jon- « gleries intéressées. »

« Bien, très-bien, M. Comet!.... quoi que « vous soyez, ou quoi qu'on dise de vous, « car vous avez beaucoup d'ennemis, à « commencer par moi, voilà des paroles « telles qu'il n'en retentit pas fréquemment « au sein des académies; elles sont pleines « de courage, et, qui plus est, du plus « estimable des courages, de celui-là qui « consiste à avouer publiquement une erreur « et à signaler une vérité, même en pré- « sence de plus forts que soi. Je ne vous « connais pas, Monsieur, mais je veux vous « connaître; et la première fois que nous « nous rejoindrons, nous nous donnerons, « si vous y consentez, une poignée de mains « qui vaudra mieux que nos anciens coups « de griffes. A bientôt.

« Quant à l'espérance consolatrice que

« vous exprimez de voir dans peu la ques-
« tion du somnambulisme lucide *souverai-*
« *nement* jugée par l'Académie, oh ! M. Comet,
« mon bon M. Comet, je ne vous croyais
« pas si candide. Tous les membres de cette
« compagnie célèbre, médecins, pharma-
« ciens, droguistes, vétérinaires ou autres,
« quelle que soit l'importance qu'ils se sup-
« posent, ou que la plèbe scholastique leur
« attribue, sont fortement d'avis qu'ils ont
« quelque chose de beaucoup plus *profitable*
« à faire que de s'occuper d'une décou-
« verte qui enseigne à se passer de leur
« ministère, qui renverse de fond en com-
« ble leur science, qui obscurcit encore
« leur obscur grimoire. Exiger d'eux ce sa-
« crifice, c'est exiger qu'ils signent leur
« arrêt de mort! Ils ne le signeront pas.
« C'est donc en vain que vous avez conçu
« l'espoir flatteur que ces braves savans
« répondraient loyalement à votre appel!
« Il leur était bien plus facile de crier
« *hourra!* et s'ils ne l'ont pas fait, c'est
« qu'alors vous avez une recette...... pour
« vous faire craindre. Mais attendons la
« fin!....

« Au surplus, toutes les académies se
« sont prononcées en aveugles sur le ma-

« gnétisme, et puisqu'elles ont été injustes, « elles ne se rétracteront pas; car les académies sont des puissances! et toute puis« sance se croit infaillible, et toute puis« sance, scientifique ou autre, agit souvent « comme si elle pensait que, quand elle a « été une fois injuste, il n'est pour elle « d'autre moyen d'effacer son injustice que « d'y persister, d'autre secret de réparer « ses torts que de les aggraver. Vous êtes « loin de connaître les corps savans, Mon« sieur; en deux mots voici leur fait : *Ce « sont des despotes qui ne cèdent que ce « qu'on leur arrache, qui n'admettent que ce « qu'on leur impose, qui n'avancent que quand « on les entraîne, qui ne tombent que quand « on les abat.*

« Cependant, direz-vous, les médecins « partisans du magnétisme; ceux, par exem« ple, qui ont vu le fait de Mlle Pigeaire « et qui l'ont certifié, ceux-là, au moins, « élèveront la voix. Erreur! cher confrère, « erreur! ces messieurs sont enrégimentés; « ce sont des soldats qui obéissent à leur « consigne au lieu d'obéir à leur conscience; « il faut qu'ils marchent au pas ou qu'ils « désertent, et ils n'en ont ni l'envie ni « le courage. D'ailleurs, chacun de ces par-

« tisans honteux du magnétisme, sauf quel-
« ques honorables exceptions que je me
« plais à reconnaître, n'a-t-il pas son petit
« motif de faire le couard? Ainsi, l'un a
« peur de passer pour un niais, l'autre pour
« un visionnaire; celui-ci tient à la Faculté,
« celui-là vise à l'Institut; enfin, tous ont
« leurs affaires à faire, une position à dé-
« fendre, une clientelle à conserver. Oui,
« voilà où ils en sont, et où ils doivent
« en être, et où nous en serions sans doute
« également si nous avions le haut hon-
« neur d'être des leurs; et ce, parce qu'aussi
« bien qu'eux nous sommes tout bonnement
« des hommes; parce que toute petite pas-
« sion est éminemment contagieuse; parce
« qu'avec les loups il faut hurler ou fuir;
« parce qu'en définitive les sociétés savantes
« sont bien plutôt organisées dans l'inté-
« rêt des savans que dans celui de la
« science Rien de surprenant à cela, c'est
« même assez juste; ce qui coûte cher ne
« doit-il pas rapporter beaucoup? et un fau-
« teuil académique coûte, dit-on, bien cher,
« horriblement cher!!! Ainsi, dans l'im-
« mense majorité des cas, ce ne peut être
« sans un but caché d'intérêt personnel
« que pour s'y asseoir on se décide à faire,

« devant de vieilles idoles que l'on vou-
« drait cent fois briser, de profondes cour-
« bettes et de grands salamalecs, qu'on se
« résigne à se baisser, à s'abaisser, à s'ef-
« facer, à se rapetisser, à se plier en deux
« devant elles ; enfin, que l'on franchit sans
« façon les degrés qui mènent, en descen-
« dant, de l'adresse à la ruse, de la ruse
« à l'intrigue, de l'intrigue à la bassesse,
« et quelquefois plus loin!....... Attendu
« que dans l'âge d'or où nous vivons ces
« moyens sont tout aussi souvent les di-
« gnes auxiliaires du mérite que ceux de la
« nullité.

« Malheureusement pour la gent acadé-
« mique, ce que je dis là est vrai, très-vrai,
« infiniment vrai ; et si quelques académi-
« ciens ont le droit de ne pas se recon-
« naître dans le portrait que je viens d'es-
« quisser, si même aucun d'eux, par dé-
« férence pour son amour-propre, ne
« consent à s'y reconnaître, je présume
« que, par esprit de confraternité, chacun
« le trouvera frappant de ressemblance
« pour ses voisins. Du reste, je ne vise
« personne, ni dans la grande ni dans la
« petite Académie, et ce n'est pas ma faute
« si j'atteins quelqu'un. Je l'ai dit : je res-

« pecte les individus et m'engage à les « respecter...... tant qu'ils me respecte- « ront ; je ne frappe qu'après avoir été « frappé.

« Mais, mon ami, je m'aperçois que je « suis loin du mémoire de M. Comet ; j'y « retourne et vais vous en extraire encore « un passage.

— « Avant de l'avoir prouvé, je sens que « cela semble ridicule à dire, et ce n'est « pas sans en avoir vérifié, devant un grand « nombre de témoins, plusieurs fois les faits, « que je me suis décidé à venir vous faire « ma communication. Il y a des sarcasmes « à endurer peut-être, des paroles pénibles « à entendre ; mais, avant d'être convaincu, « je n'ai pas accueilli avec assez d'indul- « gence les affirmations des autres, pour « exiger que l'on ait pour moi plus de bien- « veillance.

« Parbleu ! après pareille équipée, M. Comet « a bien raison de ne pas compter sur l'in- « dulgence de ses confrères. On ne par- « donne l'apostasie que quand soi-même on « devient apostat. Ce temps arrivera, c'est « immanquable ; et alors les *illustres* seront « dans la pénible obligation d'arriver tar- « divement à résipiscence ; mais alors

« aussi nous les accueillerons comme s'ils « avaient toujours été des nôtres. — Les « sciences sont les religions de notre époque, « et dans une religion il n'y a point de « différence entre les néophytes et les « apôtres.

« Adieu, mon ami,

« FRAPART, D. M. P. »

« Paris, 8 décembre 1839.

« Mon bon ami,

« Ma dernière lettre a dû vous faire com- « prendre que j'avais un vif désir d'ob- « server le fait de somnambulisme na- « turel annoncé par M. Comet à l'Acadé- « mie, et aussi de connaître personnelle- « ment ce médecin. Je vous l'ai sans doute « dit : c'est un écrivain terrible, qui par- « tant est terriblement respecté des *illustres* « de la rue de Poitiers; et cette considération, « sans compter celle du phénomène magné-

« tique, me poussait à me rapprocher de « lui; car, en bonne politique, il faut s'allier, « dès qu'on le peut, aux ennemis de ses « ennemis, surtout quand ils ont force et « talent, cœur et tête, bec et ongles. « M. Comet m'ayant envoyé son rapport, « j'ai cru devoir l'en remercier par le billet « suivant :

« 6 décembre 1839.

« Monsieur,

« Hier vous avez eu la complaisance de « m'adresser le numéro du journal dans « lequel vous rendez compte des accès de « somnambulisme naturel et lucide de « Mad. Comet : je vous en remercie sin- « cèrement, je l'ai lu avec plaisir. Les quel- « ques mots d'amende honorable que j'y « ai remarqués sont dignes; et quant aux « sarcasmes à endurer, aux paroles pénibles « à entendre, ne craignez rien, Monsieur,.... « *il y a des hommes que nul, le sot excepté,* « *ne s'avise de prendre pour plastrons.*

« En retour de votre intéressante obser-
« vation, permettez-moi de vous faire hom-
« mage d'une brochure qui est bien loin
« de contenir des phénomènes aussi extra-
« ordinaires que ceux par vous signalés;
« quoiqu'elle ait été écrite à l'occasion de
« Mlle Pigeaire, il y est peu question de
« magnétisme; mais *en la publiant mon*
« *but était moins de convaincre les incrédules*
« *que d'encourager les croyans, et surtout*
« *moins de changer la foi de certains sa-*
« *vans que de mettre en évidence leur* BONNE
« FOI.

« Recevez, Monsieur, l'assurance de ma
« considération distinguée.

« FRAPART, D. M. P. »

« Cette petite lettre produisit l'effet que
« j'en attendais: une lettre est parfois un
« bon parlementaire! Deux heures après
« qu'il l'eut reçue, M. Comet vint me voir
« et m'apporter quelques exemplaires de son
« mémoire. J'étais absent, mais hier je suis
« allé pour le remercier et prendre langue.
« Dans cette première entrevue il me dé-
« roula toute l'histoire de la maladie de

« Mad. Comet, me raconta les démarches « qu'il avait faites auprès de l'Académie, « me dit qu'une commission avait été nommée, et que cette commission était venue « deux fois visiter la malade. Je ne vous « ferai pas ce récit, parce que M. Comet « doit prochainement le reproduire dans « l'*Hygie*. Seulement j'ajouterai que ce con- « frère me dit en terminant : « Le 28 no- « vembre dernier, ma femme a prédit, en « présence des membres de la commission, « que le 5 décembre elle serait prise d'un « point de côté, et que, sans avoir égard « à l'époque de ses règles, il faudrait la « saigner; en effet, depuis avant-hier elle « est atteinte d'une douleur profonde au « côté gauche; dans son dernier sommeil « elle a dit que cette douleur réside dans « le poumon, que bientôt il y aura cra- « chement de sang, et que demain, à neuf « heures du matin, il faudra pratiquer une « saignée de vingt onces. Comme aujour- « d'hui Mad. Comet doit se prescrire itéra- « tivement cette saignée que je ferai de- « main, je souhaite, afin que les faits soient « appuyés de témoignages authentiques, « que les commissaires de l'Académie vien- « nent ce soir pour entendre la prescrip-

« tion, et pour constater une fluxion de « poitrine bien caractérisée, mais qui n'exis- « tait pas encore la dernière fois que ces « messieurs sont venus. De plus, je sou- « haite que demain ils soient présens à la « saignée, et que deux ou trois d'entre eux « suivent journellement la marche de la « maladie jusqu'à sa terminaison favorable « ou funeste. Je les ai tous avertis ce ma- « tin, et je compte sur eux ce soir. Le « fait intéresse assez la science et l'huma- « nité pour qu'ils le constatent.

— « Aucun ne viendra, répondis-je aussitôt « à M. Comet, ni ce soir, ni demain, ni « plus tard, parce que l'homme évite avec « soin la vérité qui le blesse, et que quand « elle le suit il la fuit. J'ose donc soute- « nir que des gens qui ont usé leur jeu- « nesse à étudier une science, qui ont mangé « leur patrimoine pour acheter un titre « au moyen duquel ils se procurent aisance, « places, honneurs et considération; j'ose « soutenir que ces gens-là, sauf quelques « exceptions que l'on pourrait compter, ne « consentiront jamais de plein gré à recon- « naître et à proclamer *qu'une femme en-* « *dormie est capable, mille fois plus sûre-* « *ment qu'eux tous ensemble, de trouver son*

« *mal présent, de le décrire, de le guérir,*
« *et même de prévoir son mal futur!* Croire
« à un aussi grand sacrifice de leur part,
« c'est croire que la bonne foi court les
« rues; c'est croire au désintéressement, à
« l'honneur, à la probité, à la force, au
« courage, à l'abnégation, à la vertu de
« tout le monde; en un mot, dans l'époque
« de démoralisation où nous sommes, c'est
« croire à l'impossible, à l'absurde.

« En effet, comme je l'avais deviné, au-
« cun membre de la commission n'est venu,
« soit pour vérifier si la prédiction du 28
« était accomplie (en d'autres termes, si
« Mad. Comet offrait les symptômes d'une
« fluxion de poitrine), soit pour entendre
« la prescription d'une saignée, soit enfin
« pour assister à cette saignée. Les bras
« en tombaient à M. Comet; moi, je l'avoue,
« j'étais en jubilation; car s'il est doux
« de voir des adversaires venir à soi, il est
« peut-être encore plus doux de les voir se
« fourvoyer. — Le cœur de l'homme est
« bien drôle! il contient de tout, mais en
« proportions variables.

« Maintenant je vais vous raconter ce
« que j'ai déjà vu, et à mesure que je
« verrai du nouveau je vous le raconterai.

« Après l'entretien que j'eus hier avec « M. Comet, et dont plus haut je vous ai « rendu compte, ce confrère eut la bonté « de me présenter à sa dame, qui me per- « mit de l'examiner médicalement et de « revenir quand je voudrais. Vous, mon « ami, qui êtes habitué au langage médi- « cal, vous comprendrez facilement la des- « cription succincte que je vais faire. J'aurai « recours, pour la méthode d'observation, à « la vieille routine des vieilles écoles, et, afin « d'être plus clair, je parlerai au présent « comme si je me trouvais au lit de la ma- « lade.

« La peau est chaude, légèrement hali- « tueuse.

« Le pouls est plein, assez fréquent.

« La respiration est un peu courte.

« La malade accuse une douleur pro- « fonde en avant, en bas et à gauche de « la poitrine; cette douleur paraît augmen- « ter dans l'inspiration.

« Il y a de la toux, et je constate un « crachat teint de sang.

« A la percussion je ne trouve point de « matité; mais à l'audition par le pecto- « riloque, je distingue aisément à la base « du poumon gauche du râle crépitant,

« c'est-à-dire une respiration bruyante et « embarrassée.

« Les autres fonctions n'offrent rien de « remarquable; les facultés intellectuelles « me semblent parfaites; la langue est pâle, « le système musculaire flasque, et il est « facile de voir, à l'aspect de la malade, « que *leur* médecine a passé par là!

« Tel est le résultat de ma première vi- « site; je passe à la seconde.

« Il ne s'agit plus ici, comme ce matin, « de constater une simple fluxion de poi- « trine, mais bien d'observer un état fort « extraordinaire du système nerveux, ou « plutôt une maladie étrange que je me « contenterai de décrire sans essayer de lui « donner un nom.

« L'accès devant débuter à neuf heures « précises, et M. Comet m'ayant recom- « mandé avec instance d'arriver au moins « un quart d'heure auparavant, je n'y « manque pas. La malade, que d'ailleurs « je ne me permets pas d'examiner aussi « scrupuleusement que dans la journée, me « paraît avoir la respiration encore plus « difficile, la peau plus halitueuse et le « pouls plus plein; sa main droite est ap- « pliquée sur son côté gauche. Du reste,

« Mad. Comet parle de manière à prouver « que son intelligence est intacte, et rien « n'annonce encore que dans quelques in- « stans des phénomènes extraordinaires vont « se développer. Cependant, à neuf heures « moins huit minutes, la malade se prend « à bâiller une première fois, puis une se- « conde, ainsi de suite; à neuf heures « moins quatre minutes, elle a une pendicu- « lation suivie de plusieurs autres; bientôt « elle semble éprouver du malaise; enfin à « neuf heures précises elle ferme les yeux. « Alors M. Comet, qui vient de peser de- « vant moi *deux gros quarante-quatre grains* « *de laudanum de Rousseau*, mélangés avec « à peu près autant d'eau pure, les admi- « nistre sur-le-champ à sa dame; ensuite « il lui fait boire, afin d'enlever la saveur « dégoûtante de cette drogue, deux cuille- « rées de vin blanc.

« Il est superflu de vous dire que j'avais « préalablement dégusté ce qu'on devait « administrer à la pauvre patiente, pour « m'assurer que c'était réellement du lau- « danum et du vin. Certes, dans des cir- « constances ordinaires, je ne suis pas si « ombrageux; mais alors qu'il s'agit d'affir- « mer une vérité que les corps savans nient,

« il faut auparavant y regarder à deux fois
« et même à trois. Au surplus, en tout
« j'aime mieux être sûr que persuadé.

« Je reviens au fait.

« A neuf heures une minute la malade
« tombe dans une immobilité absolue; à
« neuf heures cinq la scène change :
« Mad. Comet, tout en laissant ses coudes
« appuyés sur le lit, soulève lentement ses
« mains qu'elle semble diriger vers le ciel
« comme pour invoquer Dieu; puis elle dit
« d'une voix faible à l'excès : « Je souffre
« beaucoup de mon côté; demain, à neuf
« heures du matin, il faudra me tirer une
« livre et quart de sang........ vingt onces
« fortes. Ma fluxion de poitrine est indé-
« pendante de mes crises; j'indiquerai dans
« un de mes prochains sommeils l'époque
« de la guérison de la première de ces ma-
« ladies; quant à mes crises, si on suit
« exactement toutes mes prescriptions, j'en
« serai délivrée le samedi 28 de ce mois.
« Demain ma crise me prendra à huit heu-
« res et demie, et durera un quart-d'heure;
« on m'administrera six gouttes d'opium
« de plus qu'aujourd'hui. »

« Il est neuf heures seize minutes : la
« malade cesse de parler, soulève un peu

« la tête, semble se recueillir et prier, « puis elle dit : *Oh! mon Dieu!* tout-à-coup « ses mains et sa tête retombent et elle « s'écrie d'un accent peiné: *Il est parti!* « Dans cet instant elle porte la main droite « sur son côté gauche et le frotte, l'état « d'extase a cessé. On parle à Mad. Comet, « elle répond naturellement, et sur une « question qu'on lui fait, elle assure qu'elle « voit son côté. A neuf heures vingt, si- « lence. M. Comet m'apprend que sa dame « est, dans ce moment même, catalep- « tique; en conséquence je saisis avec deux « doigts la manche de la camisole de « Mad. Comet, je la porte en haut, et le « bras entier suit en offrant aussi peu de « résistance qu'en offrirait un cheveu qu'on « soulèverait; je quitte la manche, le bras « demeure en l'air; j'en fais autant avec « le bras opposé, puis avec une jambe : « même résultat, la patiente est une statue ! « je replace par pitié la jambe sur le lit, « mais je ne touche point aux membres « supérieurs; ils ne bougent pas. A neuf « heures vingt-sept minutes la malade ou- « vre les yeux: le regard est fixe, terne « et vide; à neuf heures vingt-neuf les pau- « pières clignent, les yeux s'animent; enfin,

« à neuf heures et demie sonnant, les bras « faiblissent, baissent et tombent avant « que le bruit du timbre ait cessé de « se faire entendre. Dix secondes après « Mad. Comet sourit à sa famille qui l'en- « toure, et revient sur-le-champ à son état « normal.

« Tel est, mon ami, le spectacle merveil- « leux auquel j'ai assisté et que j'ai vaine- « ment tenté de vous dépeindre; mais aussi « c'est un de ces spectacles que ni la « plume, ni le pinceau, ni la parole ne « sauraient reproduire, et que la nature « semble s'être réservé de montrer seule à « notre admiration, comme l'éruption du « Vésuve, le lever du soleil, l'immensité « des mers.

« Actuellement, je passe à ce qui s'est « fait ce matin.

« Dès huit heures je me rends chez « M. Comet, car je veux tout voir et bien » voir. Et d'abord nous déterminons d'avance « ce qu'il faudra répandre de sang dans « tel vase pour en tirer vingt onces, puis « nous entrons chez la malade. Il est inutile « de vous dire comment elle se trouve, il « vous suffit de savoir que la fluxion de « poitrine marche. Bref, à neuf heures

« M. Comet saigne sa femme, et quelques « minutes après nous avons vingt onces de « sang. Bientôt les symptômes semblent « diminuer de gravité, sans que la malade « paraisse plus abattue qu'à l'ordinaire ; « toutefois, comme elle est toujours cou- « chée, il est difficile d'apprécier ses « forces.

« Adieu, mon ami,

« FRAPART, D. M. P. »

Paris, 16 décembre 1839.

Mon bon ami,

« Je reprends l'histoire de la maladie de « Mad. Comet au moment où cette dame « vient de perdre vingt onces de sang. « C'était le 8 de ce mois. Depuis lors, tous « les jours au soir, Mad. Comet a un accès « de somnambulisme qui dure tantôt un « quart d'heure, tantôt une demi-heure, « et pendant lequel tout se passe comme « dans celui que je vous ai décrit ; c'est-à- « dire qu'il offre deux états successifs bien

« distincts, l'un d'extase, l'autre de cata-
« lepsie. Dans celui-ci la malade *paraît* ne
« rien entendre, ne rien voir, ne rien sen-
« tir, ne rien comprendre; ne parle pas,
« ne bouge pas, respire à peine, garde
« immobilement toutes les positions qu'on
« lui donne, et, j'ose à peine le dire, *sem-*
« *ble* avoir perdu portion de la pesanteur
« de ses membres (1). Dans celui-là, ce sont
« d'autres merveilles! la malade se trouve,
« je veux dire a *l'air* de se trouver en com-
« munication avec un être que personne
« ne voit, que personne n'entend, que per-
« sonne ne touche, et auquel cependant,
« s'il est permis à un homme grave de ra-
« conter de telles impressions, on serait
« presque tenté de *croire* qu'elle parle et
« qu'elle répond (2). Le premier de ces faits
« est extraordinaire! Le second est abasour-
« dissant! C'est dans cet état d'extase que
« Mad. Comet parle de son mal, dit *où* il
« est, *comment* il ira, *quand* il finira, or-
« donne le traitement qui convient à la
« fluxion de poitrine dont elle est atteinte,

(1) *V*. page 64.

(2) *V*. page 88.

« n'oublie pas le régime, prescrit la dose « d'opium qu'on devra lui administrer, pré« dit l'heure et la durée de son accès du « lendemain, précise enfin le jour où elle « n'aura plus d'accès.

« A chaque séance, c'est la même chose, « avec quelques variations qui dépendent « sans doute de la marche de la maladie, « et que je vais indiquer en courant. Ainsi, « pendant la crise du 8, Mad. Comet assure « que les vingt onces de sang qu'on lui a « tirées le matin sont faibles tandis qu'elles « devaient être fortes, et qu'il faudra lui « en soustraire de nouveau une livre le sur« lendemain. Nous pesons le sang tiré et « nous vérifions en effet qu'on n'a pas ob« tenu la bonne mesure prescrite. Si c'est « pour cela qu'il faut recommencer, c'est « assez désagréable et même un peu alar« mant, car la maladie est si vieille et la « malade si faible que bientôt d'un côté « il n'y aura plus de combattant. D'ailleurs, « en supposant la prescription infaillible, « comment se préserver de tout manque« ment, de toute méprise, de toute omis« sion en l'exécutant? Cela me paraît bien « difficile : dans la pratique de notre art, « ce n'est jamais que par exception que

« même les plus habiles atteignent juste et
« droit au but. C'est déplorable, mais cela
« est. En définitive Mad. Comet se trouve
« dans une mauvaise passe, et quelque sa-
« vant que soit son médecin, quelque dé-
« voués que soient ses garde-malades, j'ai
« des inquiétudes sur le résultat; je crois
« qu'il sera malaisé d'arriver au port sans
« encombre. Toutefois comme, dans l'es-
« pèce, nous n'avons pas à nous défier des
« ordonnances du médecin, on les exécute
« à la lettre. En conséquence, le 10, après
« toutes les précautions prises d'avance,
« M. Comet tire à la malade près de dix-sept
« onces de sang. Au moins cette fois nous
« ne péchons pas par défaut! le fait est que
« dans la journée les symptômes de la
« fluxion de poitrine diminuent, et que dans
« l'accès extatique du soir Mad. Comet nous
« assure que tout va mieux, que tout va
« bien, que tout a réussi. Le lendemain,
« même langage de sa part, même sécurité
« de la nôtre. Mais il n'y a qu'heur et mal-
« heur en ce monde: le 12, la malade an-
« nonce qu'il lui faudra encore une saignée
« pour détruire entièrement la phlegmasie
« pulmonaire; que cette saignée ne se fera
« ni le 13, ni le 14, mais le dimanche 15;

« qu'on hésitera pour la lui faire, et qu'elle « ne peut pas encore en déterminer la « quantité. Une telle prédiction nous met « aux champs : M. Comet n'est pas telle- « ment façonné à l'obéissance passive qu'il « puisse se décider aisément à marcher les « yeux fermés ; et quant à moi, quoiqu'un « peu plus souple....., je suis presque prêt « à douter et à me regimber. Mais tout-à- « coup, me rappelant ma longue expérience, « — *qui m'a appris que jamais un somnam-* « *bule, quand il se prescrit quoi que ce soit* « *ne se le prescrit mal à propos, puisque* « *toujours on le sauve quand on suit exacte-* « *ment toutes ses prescriptions,* — et ma pro- « fonde ignorance des secrets de la na- « ture, je baisse la tête en engageant « M. Comet à faire de même. Enfin lui aussi « se résigne !.... Pendant la tempête, mieux « vaut accepter pour pilote le premier pilote « venu, que de n'en prendre aucun. C'est « se garder au moins une chance de « salut.

« Le 14 au soir, Madame Comet, qui sans « doute jusque-là n'avait pas voulu nous ef- « frayer, nous annonce qu'il faudra lui enlever « le lendemain *vingt-quatre onces fortes* de ce « précieux liquide qui nous conserve la vie,

« et que même, si elle se trouve faible, on « ne devra pas suspendre la saignée, *car il « faut une syncope:* sans cela ce serait à « n'en jamais finir, ou plutôt à en finir « bientôt.

« M. Comet chancelle, il y a de quoi! « Sa pauvre patiente est depuis si long- « temps malade, elle est si faible, si pâle, « si exsangue, si abîmée, si mourante, qu'en « vérité il faut avoir en partage une foi « stupide ou une conviction enracinée pour « oser encore aller de l'avant sur une route « qui paraît tant semée d'écueils. Cepen- « dant, pour moi, mon parti est pris: il « est vrai que ce n'est pas ma femme que « j'ai à *juguler* ainsi....; et encore, quand « ce serait ma femme? puisque je suis con- « vaincu, je ne reculerais pas. Jamais som- « nambule ne s'est suicidé. Au milieu d'un « ciel noir n'avons-nous pas une étoile qui « nous dirige, et qui ne disparaîtra que « quand nous n'en aurons plus besoin? « Mais si cette étoile venait à nous man- « quer avant le temps? O obscurité! ob- « scurité!.... alors autant mourir seul dans « les catacombes.

« Quoi qu'il en soit des espérances et des « craintes qui nous agitent, après avoir pris

« toutes nos dimensions pour ne passer ni « à droite ni à gauche du but, pour ne « point rester en deçà ni aller au-delà, « hier, à neuf heures du matin, M. Comet « pratique une large saignée dont le sang « s'échappe tout à son aise, une de ces sai- « gnées parfaites et telles que je les chéris- « sais dans mon bon temps. Près de vingt- « cinq onces de sang sont tirées ! et nous « ne voyons point venir la syncope. On bande « le bras, mais à peine le bandage est-il « appliqué que les accidens paraissent. On « s'en inquiète ! Néanmoins ils finissent par « s'apaiser ; je quitte la malade. Vingt mi- « nutes après de nouveaux accidens sur- « gissent, on craint, on se trouble, on s'ef- « fraie, on pleure, on crie, on accourt chez « moi......, comme si j'y pouvais quelque « chose ! J'arrive, me voilà encore médecin, « comme bien souvent, malgré moi ! Mais « quel parti prendre là où il n'y a pas de « parti à prendre ? Ma foi, au lieu de *pleurni- « cher*, ainsi que tout médecin qui sait son « métier doit le pratiquer en pareil cas, je fais « bonne mine à mauvais jeu, j'encourage la « famille éplorée, je la stimule et la relève « en disant : « Nous ne nous sommes point « trompés, la somnambule ne s'est jamais

« trompée! restons calmes. » Au surplus l'es-
« poir ne m'a pas encore abandonné; n'ai-je
« point passé, moi, par huit saignées dans
« une seule et même maladie, sans compter
« plusieurs centaines de sangsues? et je
« n'en suis pas mort...... parce qu'il y a des
« bœufs qui résistent à l'assommoir; puis
« j'ai pour principe de ne désespérer de
« la partie que quand elle est perdue;
« Mad. Comet n'est pas morte, elle ne
« mourra pas.

« Cependant la journée se passe dans des
« angoisses; le soir la crise ne se manifeste
« pas, comme toujours, à l'heure où elle
« doit avoir lieu; il y a des efforts cruels
« de vomissement; on hésite pour donner
« les *deux gros et demi d'opium;* il n'y a
« qu'un moment pour l'administration op-
« portune de ce dégoûtant breuvage! Bref,
« l'accès n'arrive pas, l'étoile ne brille plus,
« nous sommes désorientés. Je m'arme de
« courage et me réfugie dans ma conscience.
« Cependant, ô bonheur! l'accès n'est que
« retardé, le voilà. « Tout s'est bien passé,
« nous dit la malade dans son sommeil
« d'extase; la saignée n'a pas été trop forte.
« Donnez-moi de suite la dose d'opium que
« je devais boire. Demain le point de côté

« s'affaiblira, et mercredi prochain j'en se-
« rai entièrement délivrée. Quant à mes
« accès, leur disparition est toujours pour
« le 28 de ce mois. Je suis bien faible et
« le serai long-temps; ma convalescence
« sera pénible; il faut commencer à me bien
« nourrir pour que mes forces reviennent
« peu à peu. Les alimens que j'indiquerai
« ne me feront aucun mal. Demain à huit
« heures et demie mon accès arrivera et
« durera quinze minutes. On m'administrera
« autant de laudanum qu'aujourd'hui.....
« Merci, mon Dieu!... il est parti! » Ensuite
« survient l'état cataleptique, qui ne tarde
« pas à être suivi du réveil. Et moi aussi
« je me réveille, et bien m'en prend, car
« j'avais le cauchemar; la vie d'une femme
« pesait sur ma poitrine!

« Heureusement que dans les grandes
« crises on ne mesure l'abîme que quand
« on l'a franchi.

« Adieu, tout à vous,

« FRAPART, D. M. P. »

« Paris, le 1er février 1841.

« Mon bon ami,

« Si depuis long-temps je ne vous parle « plus de Mad. Comet, c'est que pour écrire « j'aime assez avoir quelque chose à dire. « Or, cette malade est en pleine convales- « cence, elle n'éprouve plus d'accidens gra- « ves, nous n'avons plus de craintes ; donc « l'historien n'a plus rien à raconter. Cepen- « dant je me rappelle que dans ma dernière « lettre je vous ai laissé au beau milieu de « la description d'un orage ; je vous en dois « la fin, la voici :

« Nous étions alors au 15 décembre, et « Mad. Comet venait de subir une troisième « saignée, c'est-à-dire de perdre en huit « jours sa quatrième livre de sang ; puis, « dans son sommeil extatique, elle avait « prédit la guérison de sa phlegmasie pul- « monaire pour le mercredi 18. En effet, dès « le lendemain les symptômes s'amoindrirent « à vue d'œil, et le soir du jour indiqué

« par elle, la malade assura ne pas ressen-
« tir le moindre vestige de sa douleur au
« côté. Pour nous, nous ne découvrîmes
« plus rien d'anormal ni dans la respira-
« tion, ni dans la circulation, ni dans au-
« cune autre fonction.

« Ainsi, en quatorze jours, et *seulement*
« *sous la direction d'une somnambule*, l'in-
« flammation d'un des viscères les plus im-
« portans de l'organisme a été complète-
« ment enlevée sur une personne atteinte
« d'une ancienne maladie, abattue par d'in-
« cessantes douleurs, torturée par une lon-
« gue médication. En quelques mots, tel est
« le fait. Quant aux réflexions qu'il inspire,
« elles sont nombreuses et de plus d'une
« espèce; mais je n'en ferai qu'une, et je la
« présenterai sous la forme d'une interroga-
« tion que j'adresserai *seulement* aux méde-
« cins de science ou de conscience; parmi
« les guérisseurs de tous les pays et de
« tous les temps, y en a-t-il beaucoup qui
« auraient mieux fait que cette somnam-
« bule? y en a-t-il plusieurs? y en a-t-il
« seulement trois, deux, un? — Non, il n'y
« en a point, il ne peut y en avoir, parce
« que le mieux ne peut être dépassé. —
« Mais y en a-t-il qui auraient fait aussi

« bien? peut-être point; dans tous les cas, « fort peu. — La plupart auraient donc fait « plus mal? — Assurément oui; et soutenir le « contraire, c'est se tromper grossièrement, « ou tromper effrontément.

« A cela qu'ajouter? c'est que si réelle- « ment les médecins ne font jamais mieux « qu'un bon somnambule, s'ils font rare- « ment aussi bien, et souvent pis, à quoi « servent-ils donc? je le laisse à deviner, « je me borne à dire que les médecins qui, « de bonne foi, traitent les partisans du « magnétisme de jongleurs ou de dupes, « sont bien à plaindre, et que ceux qui sa- « vent ce que le magnétisme recèle et qui le « taisent, sont bien coupables! oui, cou- « pables au premier chef, car ils tuent, car « ils laissent tuer.

« Voilà de tristes vérités! et pourtant « celui qui les connaît doit les dire, même « quand personne, personne encore ne « l'écoute.

« Actuellement, mon ami, que j'en ai fini « avec la fluxion de poitrine de Mad. Comet, « il ne me reste, pour terminer entièrement « l'histoire pathologique de cette dame, que « peu de choses à ajouter sur son affection « du système nerveux.

« Ainsi que la patiente l'avait prévu, tous « les jours au soir, jusqu'au 27 décembre « inclusivement, elle a eu un accès d'ex- « tase et de catalepsie presqu'en tout sem- « blable à celui dont ma seconde lettre con- « tient la description. Dans l'accès du 26, la « malade a de nouveau affirmé qu'elle n'en « aurait pas le 28 ni le 29, et qu'elle en « éprouverait un le 30, pendant lequel on « l'avertirait de la marche qu'il y aurait « subséquemment à suivre. En effet, rien « le 28 ni le 29, mais le 30 au soir, accès. « Dans ce dernier, Mad. Comet nous en « pronostique un autre pour le 15 janvier, « et nous assure que dans le cas où d'ici là « on serait embarrassé de savoir que faire, « elle aurait à temps et vers midi, n'im- « porte quel jour, un sommeil d'une demi- « heure, durant lequel les moyens d'aplanir « les obstacles lui seraient révélés. Le fait « est que le 6 et le 11 janvier à midi elle « s'endort et nous signale ce qu'on doit faire « ou ne pas faire. Enfin, le 15 au soir, l'accès « extatique arrive et n'offre rien de remar- « quable, si ce n'est la prédiction, pour le « dernier jour du mois, d'un autre accès; « car, dit la malade, j'ai besoin d'en avoir « de temps en temps pour me diriger. Le

« 31 tout vient encore à point. Du reste,
« Mad. Comet se prescrit toujours de l'opium,
« mais à des doses fractionnées de moins en
« moins considérables.

« Voilà, mon ami, où nous en sommes
« et où j'en resterai; car il faut en finir,
« même avec les choses qui nous intéressent
« le plus. Toutefois je ne m'arrêterai pas
« sans poser auparavant et sans résoudre la
« question suivante : Que conclure de tous
« les faits divers que j'ai observés sur
« Mad. Comet depuis le 7 septembre jus-
« qu'aujourd'hui 1er février, c'est-à-dire pen-
« dant sa fluxion de poitrine et ses accès ex-
« tatiques? Si pour qu'une saignée devienne
« salutaire il faut qu'elle soit pratiquée à
« telle heure plutôt qu'à telle autre, et
« qu'elle soit de telle quantité et non de
« telle autre, on doit *au moins* conclure
« qu'il est extrêmement embarrassant de
« faire à propos une saignée, et partant de
« la rendre utile. De plus, si pour guérir
« il faut avoir *scrupuleusement* égard à la
« nature, à la quantité et à la qualité du
« remède qu'on administre, à l'heure, au
« moment de son administration, etc., etc.,
« en d'autres termes, si toutes les exi-
« gences des somnambules sont respec-

« tables et à respecter, on doit, ce me sem-
« ble, conclure en outre qu'il n'y a pour
« eux de bonne médecine que la leur, et
« de bons médecins qu'eux-mêmes.

« Dans les entrailles de ces faits extra-
« ordinaires se trouvent sans doute encore
« d'autres conclusions; mais j'ai pour prin-
« cipe de ne tirer des faits que ce qu'ils
« contiennent rigoureusement.

« Adieu, mon ami,

« FRAPART, D. M. P. »

Ces observations sont d'une valeur inappréciable pour démontrer la vérité de l'assertion que nous avons avancée, savoir, que *la nature humaine tend à entrer d'elle-même dans un état différent de celui que nous appelons normal.*

Les observations de Pétetin, en effet, qui étaient bien antérieures à la découverte du somnambulisme magnétique, présentent les mêmes phénomènes que nos extatiques artificiels; celles toutes récentes des docteurs Despine et Comet ont aussi démontré que le magnétisme humain n'est *qu'une des causes* qui favorisent la modification de notre vie qui amène l'extase.

L'étude à laquelle nous venons de nous livrer a dû, si l'on n'a pas perdu le sens des leçons précédentes, faire entrevoir l'immense chaîne qui lie toute la création, et qui établit entre chacune de ses parties une solidarité et des rapports tels qu'il en résulte ces lois d'influences réciproques qui constituent la science du *magnétisme universel.*

Maintenant donc que nous avons examiné toutes les causes qui, agissant sur des organisations prédisposées, déterminent l'état extatique, que ces causes aient eu leur principe dans la volonté de l'homme ou qu'elles y aient été complètement étrangères, considération que la dernière partie de ce chapitre a établie, il nous reste à dérouler la synthèse historique qui groupe l'apparition des *extases* dans tous les âges du monde. Alors sera terminé l'étude des lois physiologiques du magnétisme, que nous avons considéré dans toutes ses manières d'être et dans la plus grande extension de sa définition.

IV.

Universalité des phénomènes magnétiques.

Si les phénomènes que nous venons d'examiner ont pour cause de développement une exaltation morale, une excitation physique ou une volonté étrangère, il est indubitable que l'on doit en retrouver d'analogues dans les âges qui ont précédé le siècle qui a coordonné ces faits épars d'anthropologie, et qui a établi des règles pour les produire.

De la synthèse historique que nous allons présenter ressortira la preuve d'un état supérieur en facultés de tout genre à celui qui constitue l'homme tel qu'il est connu ;

La preuve encore qu'il est possible d'entrer dans cet état d'une manière toujours incomplète, selon diverses circonstances ; et enfin celle de la connaissance de l'action de la volonté et des pratiques magnétiques par certains peuples de l'antiquité.

Quant au caractère naturel et physique de chacune des modifications de la crise extatique, je pense l'avoir établi dans les chapitres précédens ; d'ailleurs l'analogie des phénomènes que je vais relater, leur nombre, leur apparition parmi des peuples divers, à des époques différentes et surtout sur des individus de religions opposées, achèveront de rendre évident le lien commun qui lie ces phénomènes à ceux du magnétisme ; et de ce groupe de faits si curieux, naîtront de nouvelles lumières sur l'homme physique et moral.

La religion judaïque est la seule qui ait montré sans hésitation, et avec l'autorité de la vérité, la Genèse de l'homme, bien qu'au jour où parut son législateur la nation juive semblât peu propre à la prétention de se faire la souche de l'humanité. Car alors elle était perdue au sein de l'Egypte, dont la civilisation était déjà prodigieuse, et d'un autre côté l'Inde s'élevait orgueilleuse de ses traditions. Quel que soit le peuple duquel sont sorties les races si nombreuses et si divisées, toujours est-il que la Bible consacre d'une manière claire et précise un état extatique dans lequel vécut la première famille et dont elle déchut. Cet état n'est pas décrit, mais par analogie on dut s'en former une idée en apercevant les merveilleuses facultés que quelques hommes acquéraient dans certaines circonstances. Les Hébreux eurent en effet des prophètes; ils furent appelés hommes de Dieu, parce que leur esprit pouvait communiquer avec le ciel sans que *chez le plus grand nombre* il se manifestât aucune crise nerveuse.

A côté des prophètes sacrés s'élevaient des extatiques de religion idolâtre. Les mêmes facultés étaient communes aux deux partis; parfois cependant les prophètes sacrés montrèrent leurs relations divines au moyen d'effets irréalisables par les prophètes payens. Les idolâtres étaient-ils inspirés des démons? Le fait est possible, mais il ne devait pas être général; de même, parmi les Israélites qui ont été extatiques, tous n'ont pas dû être en communication avec la divinité. Il faut nécessairement faire la part à la nature des organisations prédisposées à la crise nerveuse, et par cela même aux phénomènes extatiques.

Un peuple à qui sa position politique eût

permis de se livrer à l'étude des sciences n'eût pas manqué de reconnaître que la faculté extatique pourrait recevoir diverses applications, suivant la direction qu'on lui imprimerait. Il en fut ainsi dans l'Egypte, dont les prêtres, préposés à tout ce qui était religion, sciences et arts, avaient acquis sur la question que nous traitons des notions presqu'aussi complètes que celles que l'étude du magnétisme nous a données. Les premières personnes qu'une cause physique, une maladie ou toute autre excitation nerveuse ont amenées à la crise extatique ont certainement paru entrer en communication avec des être surnaturels, et comme l'instant de l'union mystérieuse n'arrivait que dans la crise, on devait attendre cette heure avec anxiété et respect, car on était loin de soupçonner qu'il fût possible de la provoquer. Mais les extatiques ont dû tôt ou tard révéler des moyens excitateurs et régulateurs, semblables du reste aux somnambules magnétiques. Les Egyptiens ont connu ces moyens; ont-ils continué à croire aux communications supérieures? Je le crois; mais ce qui est certain, c'est qu'ils ont dirigé les facultés extatiques dans tous les sens possibles. Ils les ont utilisées pour les raitemens des maladies, se servant comme nous de somnambules étrangers et du magnétisme comme agent curatif.

Les Egyptiens avaient l'habitude de représenter par des figures tout ce qui avait quelque importance. Les monumens, les temples étaient les dépositaires de cette histoire dont le langage appartenait seulement aux castes nobles et sacerdotales.

Le temple d'Isis, consacré à la nature, contenait des hyéroglyphes dont la traduction n'est que la science du magnétisme. Des vases sacrés retraçaient les signes mystérieux par lesquels on opérait la communication avec la divinité. Ce sont des mains faisant le geste magnétique que l'on y voit sculptées.

La table sacrée portait, gravée, une divinité passant la main sur un individu couché, tandis qu'une autre, placée à la tête, semble la charger magnétiquement.

Au zodiaque qui était à la voûte du temple de Denderah se trouve l'allégorie suivante : Isis tient d'une main un enfant, et passe devant lui l'autre main dans la position que l'on est obligé de prendre en magnétisant ainsi. Cette figure prend un caractère significatif par sa place sous le signe de la revivification, le signe du lion; cet accord de l'hyéroglyphe et du signe astronomique ne laisse aucun doute. Ces dessins sont reproduits dans les ouvrages historiques de l'Egypte, et le sens que je leur assigne ne paraîtra plus forcé quand j'aurai cité certains passages des écrivains contemporains. Je me contenterai de quelques citations : voici ce qu'on trouve dans Diodore de Sicile: « Les prêtres égyptiens prétendent que du sein de son immortalité « Isis se plaît à manifester aux hommes, « pendant leur sommeil, des moyens de « guérison; elle indique à ceux qui souffrent les remèdes propres à leurs maux; « l'observation fidèle de ses avis a sauvé « d'une manière surprenante des malades « abandonnés des médecins. »

Prosper Alpinus, dans son traité de la médecine des Egyptiens, dit « que les frictions médicales et les frictions mystérieuses étaient les remèdes secrets dont « les prêtres se servaient pour les maladies « incurables. Après de nombreuses cérémonies, les malades, enveloppés de peaux « de bélier, étaient portés dans le sanctuaire du temple où le Dieu leur apparaissait en songe et leur révélait les remèdes

« qui devaient les guérir. Lorsque les ma-
« lades ne recevaient pas les communica-
« tions divines, des prêtres, appelés
« onéiropoles, s'endormaient pour eux,
« et le dieu ne leur refusait pas le bien-
« fait demandé. »

— Dans l'Inde, nous retrouvons des phénomènes analogues. Sa mythologie représente le dieu Vichnou, une main levée, ayant au bout des doigts une flamme qui, d'après les Indiens, s'élance des cieux suivant la volonté du dieu. L'autre main fait le même geste que nous avons vu consacré en Egypte; les mages l'appellent *abeaston*, c'est-à-dire ayez foi.

Les Brames, selon un auteur du temps d'Alexandre, et d'après les voyageurs de nos jours qui ont visité ces contrées, obtiennent une espèce de nouvelle vie par certains procédés. Ils promènent leurs mains depuis l'épigastre jusqu'à la tête, et ils prétendent transporter l'âme au cerveau et s'unir alors à la divinité.

Cette extase est le produit de l'art et de la volonté; mais on en observe fréquemment qui sont déterminées par l'exaltation de l'esprit sous une impression de douleur physique. On se rappelle que j'ai signalé cette cause comme une des plus puissantes dans les extases naturelles. Ainsi, parmi les nombreuses victimes que le bûcher fait périr dans l'Inde, on en trouve plusieurs qui entrent dans un état nerveux qui produit soit l'insensibilité, soit une sorte de somnambulisme. Cicéron rapporte qu'Alexandre ayant condamné un Indien à être brûlé, ce prince assistait à l'exécution. Calamus, monté sur le bûcher, s'écria avec enthousiasme : « Oh! le beau départ de la vie! mon corps, détruit par les flammes, va laisser mon âme s'élever librement au séjour de la lumière! » Alexandre lui demanda ironiquement s'il avait encore à parler. — « Oui, c'est que je te verrai bientôt. » Quelques jours après Alexandre mourait à Babylone.

Le fait suivant, extrait d'un journal de Malaca, démontre que les prêtres de la Chine savaient, comme ceux de Brama, provoquer une espèce d'extase : « On a découvert, dit « ce journal de 1820, une bande de voleurs « d'enfans. C'est un tisserand qui, se promenant aux environs de Canton, reconnut « l'enfant de son maître qui avait disparu depuis quelque temps. L'enfant ne le reconnut pas, il restait stupide; ramené chez « son père, il ne le vit pas mieux, et le

« charme stupéfiant ne disparut que par les
« cérémonies des prêtres de Budha.

« On fit des recherches et on trouva le lieu
« de retraite où étaient six hommes et trois
« femmes qui faisaient ce métier depuis bien
« des années. Il restait là dix enfans, tous
« sous l'influence du charme stupéfiant, qui
« disparut aussi par les cérémonies des prê-
« tres. »

— La Grèce nous montre avec autant de précision que l'Egypte les mêmes phénomènes magnétiques. On sait que le temple d'Esculape était spécialement destiné aux souffrances des humains, et qu'il était desservi par la famille des Asclépiades, descendans d'Esculape, lesquels conservaient parmi eux les secrets de la science. Avant d'être introduits dans le sanctuaire, les malades étaient soumis par les prêtres inférieurs à certaines cérémonies; alors le dieu leur apparaissait ou une voix leur indiquait les remèdes nécessaires.

Plaute a écrit des passages qui paraissent ridicules, si l'on ne les interprète à l'aide du magnétisme. Aristophane encore, après avoir détaillé les mystères du temple, avec l'ironie du sceptique qui ne comprenait pas le sens de ce qui s'était passé, fait ainsi parler Carion, l'esclave de Plutus : « Nous avons mené Plutus aveugle se baigner, puis nous sommes revenus au temple du dieu, où nous avons consacré les pains et fait brûler la fleur de farine; après, nous avons fait coucher Plutus sur un petit lit, selon la coutume. Il y avait avec nous un nommé Néoctide qui était aveugle, et bien d'autres atteints de diverses maladies. Après que le sacrificateur eut éteint les lampes, il nous a commandé de dormir et de ne dire mot si quelqu'un entendait du bruit. Pour moi je ne pus dormir..... J'ai eu peur quand j'ai vu Esculape arriver, et je me suis enfoncé dans le lit, voyant tout à travers mon manteau.

« Le dieu s'est assis auprès de Plutus et lui a d'abord *touché la tête, ensuite il lui a essuyé les yeux*; il a sifflé, et deux serpens sont sortis du sanctuaire; je crois qu'ils ont sucé les yeux de Plutus, car il a recouvré la vue...... Moi, j'ai battu des mains de joie et me suis mis à réveiller notre maître. »

Hippocrate, de la famille des Asclépiades, élevé parmi eux et instruit des mystères de la science dans la Grèce, alla s'initier à ceux de l'Egypte. Ce fut lui qui ouvrit à l'esprit de l'homme la voie expérimentale de l'observation, et qui sans le vouloir fit oublier la médecine naturelle. Car, en rassemblant et formulant avec ordre les préceptes et les pratiques des extatiques, il donna une nouvelle direction à l'art médical. On perdit peu à peu la trace de l'origine de ses aphorismes, et le champ conjectural des opinions fut ouvert.

Les prescriptions des extatiques étaient toujours transcrites et suspendues en tablettes aux murailles des temples. Quelques-unes des inscriptions des temples d'Héliopolis et de Memphis sont parvenues jusqu'à nous. Sprengel, dans son histoire de la médecine, en cite cinq traduites. Ce fut donc là le premier livre de la médecine, livre à jamais rouvert par Mesmer et Puységur.

Tous les temples de la Grèce ont eu leurs oracles, que l'on crut inspirés, tant leurs révélations paraissaient incompatibles avec les facultés humaines.

Diodore de Sicile dit que « l'oracle de Delphes fut découvert par des chèvres qui, s'étant approchées d'une ouverture pratiquée dans la terre, firent des bonds si extraordinaires, que le pâtre, ayant regardé au-dessus de ce trou d'où s'exhalaient des vapeurs, fut saisi de délire et prophétisa. Les personnes qui voulaient respirer trop souvent cette vapeur prophétique, périssaient. Enfin un collége de prêtres s'empara de cet endroit et confia l'oracle à une femme. On la faisait asseoir sur un trépied suspendu au-dessus de cette espèce de gouffre, et elle entrait bientôt dans la torpeur, puis dans un délire prophétique. »

On voit que la cause de l'état extatique était un excitant du système nerveux, qui déterminait la crise sur les individus prédisposés (1).

---

(1) Ce gouffre, d'où s'exhalaient les vapeurs enivrantes, me rappelle une expérience qui, à la stupéfaction des personnes qui furent présentes, renouvelèrent presque les prodiges de l'oracle de Delphes. Un soir, que j'avais à magnétiser en divers lieux trois somnambules, ce qui ne pouvait être, attendu les distances, et le temps que chacune exigeait que je passasse près d'elle, j'imaginai un moyen pour me suppléer auprès de l'une de ces somnambules.

Dans la journée, je me rendis à la maison où le soir la malade devait se trouver. Je demandai un vase au fond duquel je mis un peu d'eau que je magnétisai. Puis je recommandai de poser la malade dans un fauteuil et de lui apporter ce vase, où elle devait boire un peu d'eau. Je revins à neuf heures, et je trouvai deux somnambules au lieu d'une; de plus chacune des personnes qui assistaient allait à l'envi se mettre au-

« La pythie, dit Plutarque, ne le cède à personne pour la pureté de la conduite et les mœurs. Elevée chez de pauvres paysans, d'où elle n'apporte ni art, ni expérience, ni talent, elle vient à Delphes pour servir l'interprète au dieu. On la consulte sur les maladies et sur toute autre chose..... Nous retirons beaucoup d'avantages de cette faveur accordée aux sibylles; celles de Grèce ont rendu les plus grands services soit publics, soit privés. C'est une chose si bien connue de tout le monde qu'elle n'a pas besoin de preuves. » (*Plut. in Phœdro.*)

Mart. Capella pensait que les sibylles apportaient en naissant la faculté de prévoir l'avenir. — Varron disait: « Je ne souffrirai pas que l'on conteste à la pythie d'avoir donné aux hommes d'utiles conseils. »

Nous sommes arrivés aux Romains, et déjà l'on s'aperçoit qu'ils avaient observé ces phénomènes extatiques, mais toujours sous le voile de la superstition.

---

dessus de ce vase magique et aspirer sa vapeur; aussitôt en effet les somnambules les entendaient. C'était l'une des deux qui avait engagé à aller respirer la vapeur, qu'elle voyait tournoyer dans le vase, et qui établissait le rapport magnétique.

Tacite rapporte que Tibère, instruit par Trasylle des secrets des Chaldéens, pouvait prédire l'avenir. Un soir qu'il était avec Galba sur une haute tour, il lui dit : « Et toi aussi, Galba, tu goûteras de l'empire, mais ton règne sera bien court. » (*Tacite an. L.* 6.)

Le même historien raconte encore les guérisons extraordinaires qu'opéra Vespasien sur un aveugle et sur un boiteux d'Alexandrie.

Tacite, Pline et plusieurs autres écrivains nous font connaître que les Romains, lors de leur entrée dans les Gaules et dans la Germanie, trouvèrent des exemples de prévision et de guérison analogues à ceux que leur patrie, la Grèce et l'Egypte avaient regardés comme dépendant de certaines facultés occultes.

— Les Germains appelaient leurs oracles *Alironies*, c'est-à-dire *Fées*, ou femmes inspirées. Les Gaulois les nommaient druides. Chez ces derniers, les druides étaient formées à leur ministère dans une île isolée, près de la Bretagne; quand elles étaient parvenues au degré de prophétie, on les nommait druides en titre. Elles exerçaient alors la divination et la médecine. Les Romains s'empressaient de les interroger; plusieurs de ces consultations ont été conservées par les historiens contemporains. Je ne rapporterai que celle qui fut donnée à Dioclétien. La druide de Tongres lui dit : « Tu seras empereur quand tu auras tué le sanglier. *Imperator eris, cùm aprum occideris.* »

Dioclétien se mit à chasser les sangliers et en tua beaucoup. Mais il vit régner Aurélien, Probus, Tacite, Carus, et il disait : « Je tue toujours les sangliers, et toujours un autre les mange. » Enfin l'empereur Numérien venait d'être poignardé par Arius Aper, quand Dioclétien s'élança sur le meurtrier et s'écria en l'égorgeant : « Voilà l'assassin ! et j'ai tué le fatal sanglier ! *Aprum occidi!* » Le peuple le proclama empereur.

Tous ces phénomènes extraordinaires se montraient encore çà et là lors des premiers temps du christianisme ; mais ils étaient obscurcis par la superstition et la supercherie du paganisme. Parmi les chrétiens, les uns les attribuaient à l'œuvre des démons, les autres les croyaient naturels.

Saint Athanagore s'exprimait ainsi : « Quant à cette faculté de prédire l'avenir et de guérir, elle est étrangère aux démons, et elle est propre à l'âme. L'âme, attendu sa qualité d'immortelle, peut par elle-même et par sa propre vertu percer dans l'avenir et guérir les infirmités et les maladies. Pourquoi donc en attribuer la gloire aux démons ? »

Saint Jérôme et saint Julien étaient du même avis et ajoutaient « que les sibylles avaient reçu de Dieu le don de prophétie en récompense de leur virginité. »

Cependant plusieurs personnes, confondant les causes de faits analogues, mais bien différens en résultats, crurent pouvoir expliquer aussi naturellement les miracles de Jésus-Christ et de ses apôtres, et se séparèrent ainsi de l'Eglise.

Le célèbre Tertullien succomba un instant devant les merveilles que présenta l'hérésiarque Montan avec ses disciples. « Ces phénomènes consistaient en extases, visions, révélations, connaissance des maladies, des remèdes, et dans la faculté de prédire l'avenir. (*Tertul., de animâ.*)

Marc, hérésiarque du IIe siècle, avait, selon saint Irénée, un démon qui l'assistait ; par son aide, il prophétisait et faisait prophétiser les femmes auxquelles il voulait accorder cette grâce. Marc, pour procurer cette faculté aux personnes qu'il choisissait, pratiquait sur elles des invocations, et quand leur imagination était assez montée, il leur ordonnait de prophétiser. Alors, dans une espèce de délire, elles disaient mille choses et se croyaient des prophétesses. »

Cette division d'opinions dans l'Eglise, dont la puissance s'accroissait chaque jour, amena des luttes et des persécutions. Le fanatisme irrita les esprits, et des sociétés mystérieuses se formèrent pour perpétuer des secrets qui prirent parmi le plus grand nombre un caractère véritablement pervers et impie. Les bûchers furent dressés et des victimes y furent traînées, accusées de magie ou de rapports avec les démons. Beaucoup avouèrent qu'ils recevaient leurs merveilleuses facultés de cette source, par le moyen de certaines initiations. Les procédures constatèrent l'authenticité de faits qui semblaient au-dessus de la puissance humaine, et les condamnations parurent légitimes.

Boissier et Saint-André rapportent un nombre considérable de ces jugemens, qui furent plus tard rendus par les parlemens eux-mêmes. Parmi les inculpés de sortiléges, il est certain que beaucoup étaient coupables de sacrilége, car ils croyaient réellement avoir communication avec les démons.

C'était à l'aide de moyens perturbateurs du système nerveux que les individus prédisposés à la crise extatique par leur nature, entraient dans cet état dont ils acquéraient les facultés. Ainsi les vues à distance, qui furent reconnues avoir lieu entre plusieurs sorciers, ne s'expliquaient qu'en admettant que leurs esprits se réunissaient à l'assemblée d'Hérodias (sabbat), pendant que leurs corps restaient insensibles aux douleurs qu'on essayait sur eux pour établir l'intervention diabolique.

Quelques individus pourtant embarrassaient les juges, car ils n'avaient fait usage de leur mystérieuse puissance que pour le bien, et leur vie paraissait sans reproche. Mais on alléguait que le démon se servait de ces ruses-là, et on condamnait. Ainsi, en 1606, un sieur Beaumont objectait vainement au parlement de Saumur qu'il ne se servait de ses secrets que pour lever les maladies. Le parlement de Normandie condamnait en 1700 Marie Buccaille, que beaucoup de personnes regardaient comme sainte. Le curé du village de cette femme rapporte que Marie tombait dans des extases qui duraient trois et quatre heures. Voulant éprouver si elle avait connaissance de ce qu'on lui demandait en s'adressant à son ange gardien, il se leva un matin à cinq heures, commanda en lui-même à Marie de venir chez lui, priant l'ange gardien de Marie de le lui faire savoir. Environ une heure après il la vit arriver. Etonné, il lui demanda où elle allait. J'obéis à vos ordres, répondit Marie; vous m'avez commandé ce matin de venir ici.

Le même témoin rapporte qu'un jour, étant entré dans la chambre du sieur Golleville, et ayant commandé mentalement à Marie d'y venir, celle-ci, qui était à la cuisine, s'écria : « On m'appelle là-haut, j'y cours. »

Une autre fois Marie était en extase; le curé lui mit dans la main une lettre qu'un ami lui écrivait au sujet de sa femme très-malade. De suite Marie se mit à prier pour cette malade, qu'elle nomma. (*Arch. du mag.*)

— En avril 1634, un prêtre montait sur un bûcher élevé au milieu de la place publique de la ville de Loudun. Ce prêtre était Urbain Grandier, condamné par un tribunal de douze juges, sous la présidence de Laubardemont, revêtu des pouvoirs nécessaires par le cardinal de Richelieu. Voici ce dont était coupable ce malheureux ecclésiastique. Deux religieuses des Ursulines de la ville, ayant été prises de crises nerveuses accompagnées d'une espèce de somnambulisme, leur confesseur les crut possédées et les exorcisa. Les pratiques de l'exorcisme amenèrent la crise à l'état extatique, et les jeunes femmes comprirent la pensée du prêtre; interrogées mentalement, elles déclarèrent que les diables qui les possédaient avaient été envoyés par un curé de Loudun, appelé Urbain Grandier.

Le nom d'Urbain excitait depuis quelque temps de la rumeur dans le couvent. Il avait tenté de devenir le directeur des religieuses; mais des bruits fâcheux répandus sur son compte l'avaient fait regarder à ces dames comme un homme mondain et dangereux. La révélation des deux extatiques avait donc un motif très-naturel, puisque leur esprit était déjà préoccupé de ce prêtre. La puissance terrible et occulte de Grandier une fois révélée, et ses effets se produisant aux yeux des autres religieuses, plusieurs furent prises des mêmes convulsions. Ces choses mystérieuses transpirèrent dans plusieurs familles de la ville; on s'effraya; des jeunes filles séculières furent atteintes comme celles de la communauté, et Urbain Grandier fut dénoncé.

Les juges examinèrent et crurent à la réalité de la possession par les phénomènes qu'ils virent naître sous la main des exorcistes. Voici un fragment de leur procès-verbal : « Asmodée, l'un des diables qui possédaient la sœur Agnès, ayant paru, fit bientôt voir sa rage en secouant diverses fois la fille en avant et en arrière, et la faisant battre comme un marteau avec tant de vitesse que les dents lui claquaient ; outre ces agitations, son visage devint tout-à-fait méconnaissable, son regard furieux ; sa langue, prodigieusement enflée, pendait hors de la bouche, livide et sèche.

« L'esprit malin exerça sur le corps d'Elisabeth Blanchard de grandes violences. Il la renversa trois fois en arrière en forme d'arc, en sorte qu'elle ne touchait au pavé que de la pointe des pieds et du bout du nez.

« Une autre religieuse, pliée par l'exorciste, de manière qu'elle ne touchait la terre que de la tête et des pieds, restait en cette posture jusqu'à ce qu'on la changeât. Elle était presqu'insensible, puisque le père lui prit la peau du bras et qu'il la traversa par une épingle sans qu'elle témoignât aucun sentiment.

« L'agitation des esprits était au comble; les exorcistes eux-mêmes se crurent possédés. Les pères Lactance, Tranquille et Surin éprouvèrent les mêmes accès nerveux, et la dissidence commença à se mettre dans les témoins de cette affaire. Comment croire en effet à la communication avec Satan de la part de personnages aussi révérés que ces ecclésiastiques? Mais il n'y avait d'autre moyen d'expliquer la chose, et les pères eux-mêmes s'humilièrent sous la puissance du démon, en adorant la volonté de Dieu. Le docteur Bertrand, dans son intéressant ouvrage du *Magnétisme en France*, rapporte une lettre du père Surin à un jésuite, dans laquelle il raconte de la façon la plus curieuse l'effet de la possession sur lui-même. « Vous ne pouvez vous figurer, dit ce père, « quel plaisir il y a de se trouver à la merci « de Dieu seul. Depuis trois mois et demi, je « ne suis jamais sans avoir un diable auprès « de moi en exercice. Les choses en sont ve- « nues si avant que Dieu a permis, je pense « pour mes péchés, ce qu'on n'a peut-être « pas vu dans l'Eglise, que dans l'exercice de « mon ministère le diable passe du corps de « la personne possédée, et, venant dans le « mien, m'assaille et me renverse, en me pos-

« sédant comme un énergumène pendant plu-
« sieurs heures. Je ne saurais vous expliquer
« ce qui se passe en moi durant ce temps;
« je suis comme si j'avais deux âmes, dont
« l'une est dépossédée de son corps et de
« l'usage de ses organes. »

Ces faits, dont l'authenticité n'est pas à contester, étaient naturels; ils dépendaient de l'excitabilité nerveuse des individus placés sous l'influence morale et physique des circonstances. Ils sont analogues à ceux que nous avons remarqués dans les siècles précédens, sauf le caractère que les idées de l'époque faisaient varier; ils sont de même nature que les phénomènes magnétiques, nés sous l'action d'une cause d'excitation quelconque, autre que celle d'une volonté étrangère. Cependant, dans l'opération de l'exorcisme, une fois que la crise nerveuse s'est développée et que l'extase est produite, la volonté du prêtre joue un grand rôle; on en a eu la preuve en voyant les extatiques obéir à l'ordre mental.

— A peu près dans le même temps, des merveilles presque semblables se passaient dans les Cévennes. L'édit de Nantes révoqué avait fait deux camps ennemis des catholiques et des protestans, et la persécution qui fut dirigée contre les réformés fut la cause de l'extension que prirent quelques extases survenues sur des paysans. Ils furent regardés comme des prophètes envoyés de Dieu dans les circonstances difficiles où les protestans se trouvaient. Cette pensée devint dominante, et les crisiaques n'en eurent pas d'autre; toutes leurs facultés se tournèrent dans ce sens, et on les entendit, dans leurs extases, annoncer à de très-grandes distances les soldats qui s'avançaient contre eux; ils prédirent beaucoup de choses, se rendirent insensibles aux épreuves de douleurs, chantèrent des cantiques improvisés, et entretinrent ainsi très-long-temps le fanatisme chez leurs coreligionnaires. A ce sujet, je renvoie à l'ouvrage de Bertrand, où l'on trouvera les détails les plus curieux sur cette histoire. Ce médecin fait remarquer que la plupart des prophètes, dits les trembleurs des Cévennes, étaient des hommes, et que les crisiaques ne conservaient aucun souvenir à leur réveil, analogie frappante avec nos somnambules.

La même cause, c'est-à-dire la persécution pour des croyances religieuses, détermina les convulsions, prophéties et miracles de Saint-

Médard. En 1731, une foule de malades se rassemblaient autour de la tombe du diacre Pâris, révéré comme saint par les jansénistes. D'où était parti le premier cri de guérison obtenu sur ce tombeau? on ne sait; mais il fallut peu de temps pour qu'il se passât dans cette réunion d'infirmes les choses les plus singulières. L'archevêque de Paris, à l'instigation des jésuites, interdit le culte du diacre Pâris; le gouvernement fit défendre l'entrée du cimetière, et plusieurs convulsionnaires furent emprisonnés. Ces moyens violens exaltèrent les croyans, qui se réunirent dans des maisons particulières et l'on vit se renouveler les miracles obtenus par l'intercession du saint.

L'effet le plus marquant de la prière exaucée était les convulsions qui saisissaient le malade; dès lors, suivant les organisations individuelles d'après nous, et selon les desseins de Dieu d'après les jansénistes, apparaissaient différentes facultés. C'était la perte totale de la sensibilité, le perfectionnement du langage, qui devenait pur et élégant chez des personnes très-ignorantes; c'était encore l'appréciation des maladies, l'instinct des remèdes.

Il existe sur cet épisode de l'histoire

des miracles de nombreux écrits; les seuls qui offrent une justification satisfaisante des faits sont de Carré de Montégron. Cet auteur rapporte les choses les plus étranges qu'il a vues se passer parmi les convulsionnaires, et sans les connaissances que l'étude des phénomènes magnétiques nous a données, nous serions certainement tombé dans un des deux partis qui divisaient les témoins des faits; nous les aurions attribués à Dieu ou au diable. Mais l'analogie des effets et des causes fait rentrer ces singuliers phénomènes du système nerveux dans la grande loi des propriétés magnétiques des êtres organisés.

Comme exemple d'insensibilité, j'extrais les passages suivans de Carré de Montégron :

« La Sonnet s'exposait au supplice du feu ; on commençait par l'envelopper dans un drap ; elle gardait un corset, un jupon et des bas. Ainsi emmaillottée, deux frères la portaient sur deux tabourets placés de chaque côté de la cheminée, au-dessus d'un bon feu. La convulsionnaire restait ainsi exposée au feu le temps nécessaire pour faire rôtir une pièce de mouton, et souvent elle paraissait dormir. »

D'autres, non contens de figurer le supplice de la croix, voulurent l'éprouver et se firent attacher à une croix, où ils restaient les pieds et les mains fixés sur le bois par des clous de cinq pouces de longueur qui les traversaient de part en part. Dans cette situation, ils conversaient tranquillement. Ils se faisaient aussi percer la langue et enfoncer des épées dans différentes parties du corps. (*V. Hist. de Paris* par Dulaure, tome VII.)

Comme exemple d'instinct médical, on peut citer la jeune Durand, enfant de douze à treize ans. Mise en état de crise, elle exécuta sur elle-même, à plusieurs reprises, des opérations pour se débarrasser d'une tumeur carcinomateuse dans la bouche, dont les plus habiles chirurgiens, entre autres Ledran, n'avaient pas voulu tenter l'extirpation. Dans l'état d'insensibilité où se trouvait l'enfant, elle put hacher sa tumeur avec des ciseaux et même en arracher les dernières parties avec ses ongles, sans qu'il arrivât aucun mal, et elle se guérit radicalement.

« Une autre fille, Charlotte Turpin, de 29 ans, dit encore Carré de Montégron, était horriblement contrefaite et affligée de deux bosses, l'une à l'épaule droite, l'autre au-dessus de la hanche gauche. Avec quelques coups de bûche et de pierre administrés sur les parties proéminentes, on vit les bosses s'aplatir et la fille se redresser. Il est vrai que les coups de bûche et de pierre ne furent pas les seuls moyens, car la petite naine, *étant en convulsion*, s'avisa de se faire attacher par le cou avec une forte lisière, et faisait lier les deux bouts de deux autres lisières à chaque pied. Elle engageait ensuite deux des spectateurs à tirer avec toute la violence possible, et pour qu'ils le fissent avec plus de force, elle les priait de passer ces deux lisières en forme de ceinture et de s'appuyer les pieds contre une grosse pièce de bois placée à cet effet. Par ce moyen, est-il dit dans une requête présentée au parlement pour l'engager à constater le miracle, « le cou de cette jeune fille, qui était rentré dans la poitrine, s'est dégagé et s'est extrêmement allongé; ses épaules, qui remontaient jusqu'à ses oreilles, se sont abaissées; elle porte la tête droite et élevée..... » Le parlement recula devant la crainte de produire trop d'impression sur des esprits déjà disposés au fanatisme, par la proclamation de faits aussi singuliers. » (*Du Magnét. en France*, par le docteur Bertrand.)

A la lecture de semblables récits, le scepticisme se croit autorisé à proclamer une dénégation formelle; mais si, toujours fidèle à notre marche, on n'a pas perdu de vue la synthèse que nous cherchions à former, on se trouvera ramené malgré soi à ne plus nier d'abord, puis à ne plus douter même, quand à côté de ces faits, abasourdissans d'instinct médical, de prévision et surtout d'insensibilité, l'école des magnétiseurs actuels vient grouper des merveilles analogues en tout et produites à son gré. Car il n'est plus besoin d'un mobile aussi suspect que pouvait l'être pour certains esprits celui qui, dans les siècles passés, suscitait les phénomènes des crises extatiques; le caractère mystique et si puissant toutefois des idées et des controverses religieuses, a perdu son influence, et les espèces d'épidémies extatiques qui en résultaient ne peuvent plus reparaître sous le même aspect. Mais c'est isolément, en dehors de toute préoccupation de systèmes, indépendamment de l'imagination, que les magnétiseurs renouvellent aujourd'hui ces phénomènes que l'Egypte, la Grèce, la Germanie, la Gaule, Loudun, Paris à Saint-Médard, avaient vus naître.

Quelle différence trouver en effet entre les convulsionnaires et nos somnambules devenus insensibles ? Ne connaît-on pas les opérations de Cloquet sur un sein cancéré ; celles de M. de Beaumont sur une cuisse , et celles de bien d'autres sur des dents ? Ne sait-on pas aussi que le somnambule, dans certaines dispositions, tombe de manière à se briser s'il était éveillé, et qu'il n'éprouve aucune marque des chutes et des coups ?

Mais je n'ai pas achevé de parcourir les documens que l'histoire met entre mes mains, relativement à l'existence des phénomènes extatiques , avant que l'art eût appris à les produire.

Le grand Bossuet était mort lors de l'affaire du diacre Pâris ; mais dans sa vie, ce père de l'église se trouva à même d'observer des faits de nature à l'embarrasser sur leur caractère. C'était encore sous l'influence de questions religieuses que Mad. Guyon, d'une piété toute d'affection et d'un mysticisme très-élevé, se trouva ravie en extase. Les facultés extatiques de cette dame se développèrent dans une maladie par l'influence, non calculée, mais cependant toute magnétique de son confesseur.

« Extrêmement malade, dit Mad. Guyon dans ses mémoires, on fit venir le P. Lacombe pour me confesser. Sitôt qu'il entra dans la maison, sans que je le susse, mes douleurs s'apaisèrent, et lorsque entré dans ma chambre, il m'eut bénie en m'appuyant les mains sur la tête, je fus guérie parfaitement et en état d'aller à la messe. Les médecins en furent si fort étonnés qu'ils ne savaient à quoi attribuer ma guérison, car, étant protestans, ils n'avaient pas envie de croire au miracle.

« Un jour que l'on n'attendait plus que ma mort, vous inspirâtes, ô mon Dieu! au père Lacombe de mettre la main sur la couverture, à l'endroit de mon cœur, et avec une voix forte qui fut ouïe de ceux qui n'étaient pas dans la chambre, il dit à la mort de ne pas passer outre. Elle obéit à cette voix, et mon cœur reprit la vie.

« J'étais encore sérieusement malade vers le carême. Le bon père, sans faire attention qu'il devait prêcher, me voyant si mal, dit à Notre-Seigneur de me soulager et qu'il porterait une partie de mon mal; je fus mieux, et lui tomba malade. Comme j'appris qu'il était si mal que le lundi gras on crut qu'il mourrait, je m'offris à Notre-Seigneur pour être plus malade et qu'il lui rendît la santé. Notre-Seigneur m'exauça, et le père Lacombe monta en chaire le mercredi des cendres. »

Bientôt la foi passa dans l'âme de Mad. Guyon, et elle eut une partie de cette puissance qu'elle reconnaissait au père.

« Une fille était si malade qu'un jour elle avait reçu Notre-Seigneur avec une telle faiblesse qu'elle ne pouvait plus avaler la sainte hostie; j'eus un fort mouvement de lui dire : Levez-vous et ne soyez plus malade. Elle se leva et fut guérie.

« Un frère quêteur avait les jambes enflées de façon à ne plus pouvoir continuer sa quête. Il me confia son mal; je lui dis : « Soyez guéri, » et il le fut à l'instant.

« Il y avait aussi une fille qui était tourmentée depuis long-temps d'un violent mal de tête; je la lui touchai, et elle fut aussitôt guérie.

« Page 140. Ce fut alors, mon Seigneur, que vous m'apprîtes peu à peu qu'il y avait une autre manière que la parole pour converser avec les créatures qui sont toutes à vous. Je compris que Dieu voulait me faire connaître que les hommes pouvaient, dès cette vie, apprendre le langage des anges. Peu après je fus réduite à ne parler au père Lacombe qu'en silence. Ce fut là que nous nous entendions en Dieu d'une manière ineffable et toute divine. Nos cœurs se parlaient et se communiquaient une grâce qui ne peut se dire. Nous passions les heures dans ce profond silence, toujours communicatif, sans pouvoir dire une parole. »

Bossuet, consulté sur ces merveilleuses choses, hésitait à se prononcer sur leur caractère, et ne comprenant pas l'état extatique sans être purement surnaturel; il écrivait à Mad. Guyon, qu'il n'osait appeler sainte: « Qu'est-ce que ces communications de grâces que vous comparez à la communication qu'ont entre eux les saints anges, et quand vous marquez en vous une plénitude que vous appelez infinie pour toutes les âmes? »

Cette dame jouissait, comme on a dû le comprendre, des facultés extatiques, développées en elle par une prédisposition organique; et l'ardente foi qu'excitait dans son âme la fervente piété dont elle était animée portait vers Dieu toutes ses pensées; de là les phénomènes que nous avons cités; de là aussi la possibilité d'une communion réelle avec les êtres spirituels ; car de même que pour parvenir aux facultés extatiques il est besoin de conditions, de dispositions organiques, de certaines causes et de certaines circonstances spéciales, de même, pour obtenir la vision et l'intelligence du monde spirituel, il est besoin de certaines conditions. Ces conditions sont d'abord d'arriver à un degré d'extase supérieure, et d'être doué d'une foi et d'une piété évangéliques. Tel est le sens de cette parole de Swedenborg, philosophe suédois, à la doctrine duquel la plupart des magnétiseurs du nord se sont soumis :

« L'homme peut être élevé à la lumière céleste, même en ce monde, si ses sens corporels se trouvent ensevelis dans un sommeil léthargique, parce que dans cet état l'influence céleste peut agir sans obstacle sur l'homme intérieur. »

— Vers 1772, une partie de l'Allemagne était étonnée des prodiges qu'un homme age y opérait. Ce sage était Gasner, curé le Ratisbonne.

Après quelques années d'exercice de ses nodestes fonctions, le bruit se répandit u'il guérissait toutes sortes de maladies par imposition des mains, sans aucun remède i rétribution.

Les malades accoururent de toutes parts, 'abord par centaines et bientôt par cinq t six cents. Ce début extraordinaire ne fut ue le prélude des guérisons sans nombre u'il opéra par la suite. Sa réputation augnentant de jour en jour, et le pays monagneux qu'il habitait étant de difficile accès pour le public, il obtint de son évêque 1 permission de s'absenter quelque temps e sa cure.

Il parcourut plusieurs villes, toujours enouré de malades qu'il exorcisait et guérisait par milliers. Le cardinal-évêque de Constance, soupçonnant la fraude ou l'illuion, fit examiner Gasner, en 1774, par le irecteur du séminaire. Gasner fit la proession de foi la plus orthodoxe; il soutint u'il ne faisait qu'user du pouvoir conféré ar l'ordination à tous les prêtres de chaser les diables, qui, disait-il, sont plus souent la cause de nos maladies.

Gasner exorcisait en imposant les mains. Il commençait par faire ce qu'il appelait un exorcisme probatoire. Si le malade n'éprouvait pas de fortes convulsions ou de violentes crises, la maladie était déclarée naturelle; dans le cas contraire, il procédait à une conjuration définitive, et, après avoir calmé le malade, il le renvoyait guéri ou réputé tel.

— Les mêmes phénomènes s'étaient passés en Angleterre vers 1660. Gretreakes, simple gentilhomme d'Irlande, guérissait par l'imposition des mains, se croyant inspiré du ciel. En vain saint Evremont écrivit contre lui, en affectant l'incrédulité; les faits étaient notoires. Cependant il est à remarquer qu'appelé à la cour Gretreakes produisit peu de guérisons, tandis que dans Londres ses succès continuaient. Tant il est vrai que les regards scrutateurs d'esprits incrédules et peu portés pour le magnétiseur paralysent ses facultés !

L'Ecosse, ce pays au ciel gris, au sol montagneux et sombre de forêts, devait favoriser le développement des mystérieuses puissances de l'âme; aussi est-il peu de contrées qui possèdent autant de ces chroniques fantastiques auxquelles nous jetons le sourire d'une docte pitié, et que pourtant nous aimons à entendre, car ce frisson qu'elles nous donnent nous fait passer un éclair de doute!

« Si l'évidence, dit W. Scott, pouvait nous autoriser à croire des faits qui contrarient les lois générales de la nature, on pourrait appuyer de nombreuses preuves la croyance à la seconde vue. On l'appelle *Taishitarangh* dans la langue gallique (de *Taisch*, apparence fantastique). Ceux qui sont doués de cette faculté, de ce sens prophétique, sont nommés *Taishatun*, qu'on pourrait traduire par le mot visionnaire.

« La seconde vue est une faculté singulière de voir un objet, d'ailleurs invisible, sans préparation préalable.

« La vision fait une impression si vive sur les devins, qu'ils ne voient que cette vision et ne sont distraits par aucune autre pensée tant qu'elle continue. A l'approche d'une vision, les paupières se contractent et se lèvent; les yeux demeurent fixes jusqu'à ce que l'objet s'évanouisse.

A ces particularités on pourrait ajouter d'innombrables exemples, tous attestés par des auteurs graves comme Bacon, Martin, Johnson. (*W. Scott.*) »

S. Johnson, dans son voyage aux îles Hébrides, rapporte que leurs habitans et ceux des montagnes de l'Ecosse éprouvent, au moment où ils s'y attendent le moins, une impression singulière à laquelle ils ont donné le nom de seconde vue, parce qu'elle leur fait voir ce qui se passe dans un lieu éloigné. Ceux qui éprouvent ces sortes de visions n'en tirent pas vanité et n'y trouvent aucun profit, car ils ne sont pas maîtres de les avoir. (*Johnson.*)

Nous avons achevé la synthèse que j'avais promise au commencement de ce chapitre; elle a établi péremptoirement l'analogie des phénomènes magnétiques de nos jours avec ceux que nous avons extraits des annales de l'antiquité.

De plus, elle a donné le cachet de l'évidence au principe que nous avions avancé, c'est-à-dire la réalité d'un état intellectuel et physique tout différent de celui dans lequel le genre humain parcourt les périodes de sa vie, et elle a prouvé aussi qu'il était possible d'entrer en jouissance de quelques facultés de cet état dès la vie terrestre.

« *L'universalité et la perpétuité, voilà le caractère distinctif du vrai.* »

MÉDECINE DU MAGNÉTISME.

Médecine magnétique.

On pense encore aujourd'hui que l'expérience seule fait le bon médecin. — C'est dire que de longues années offrant au praticien une immense quantité de faits, il peut les soumettre à des observations comparatives, et acquérir par là une supériorité d'autant plus marquée dans le traitement des maladies, que sa carrière est plus longue.

La médecine, considérée sous ce point de vue, est assurément un art difficile, un art imperfectible, car à la mort d'un doyen commence le tour d'un débutant, qui doit recommencer pour son compte les études dont les jalons ne sont que posés par les écrits de ses devanciers. Cependant cette manière d'envisager la médecine classique est juste, car dans notre vie actuelle, pour connaître il faut apprendre, comparer et juger; or, le jeune médecin, quelle que soit sa méthode, ne peut, dans des faits toujours pratiques, juger s'il n'a pu comparer.

Mais s'il était un moyen de faire voir à nu, sur le malade encore vivant, l'état des organes affectés, le problème si difficile des diagnostics ne serait-il pas résolu ? et l'échafaudage des systèmes de toutes les intelligences les plus éclairées ne serait-il pas détruit et rendu chétif? Eh bien! ce moyen de connaître sans erreur l'affection d'un malade existe!..... Il existe en-dehors des produits des travaux de l'esprit humain, il existe pour le jeune médecin comme pour le docteur séculaire. C'est un merveilleux prodige de l'âme, auquel l'antique Egypte et tout l'Orient avaient consacré des temples, car alors la médecine était un sacerdoce; on croyait aux révélations des dieux. Mais quand l'amour d'une philosophie analytique eut complètement envahi les esprits, l'école d'Hippocrate voulut refaire la médecine; des systèmes naquirent, et les maladies furent classées méthodiquement, en sorte qu'il devint facile d'apprendre cette espèce de nomenclature. La voie tracée, des hommes de génie ne tardèrent pas à faire pour l'art de guérir ce que Linné, Jussieu, Cuvier avaient fait pour l'histoire naturelle. Broussais eut une grande part à ce progrès vraiment satisfaisant pour l'esprit et simplificateur pour l'étude. Je sais bien que beaucoup de médecins, reconnaissant l'incertitude de l'art et le danger d'un système, ont cherché une base qui pût rationnaliser leurs principes, et cette base leur est commune; c'est l'anatomie pathologique. C'est assurément, je l'avoue, la seule sur laquelle puisse s'asseoir notre faible raison; mais malgré les résultats positifs qu'elle offre à l'examen du cadavre, elle laisse encore incertain au lit du malade. Car quelque nombreuses qu'aient été les ouvertures faites par un médecin, il ne peut savoir si le malade qui le consulte est dans le même cas que le mort de la veille; il compare, juge plus ou moins juste, mais il ne voit pas. D'ailleurs les désordres que l'on trouve sur le mort sont bien différens de ce qu'ils sont lorsque l'individu vit ; en effet, les fonctions de tous les organes sont suspendues, le degré et le genre de leurs sympathies ne peuvent plus être appréciés; c'est un chaos sans action qui ne révèle que le point le plus désorganisé, et qui parfois encore ne montre rien. Combien d'autopsies laissent à chercher une cause plausible de la mort!

Quelle précieuse ressource si le médecin connaissait avec précision la cause des souffrances de celui qui vient réclamer son secours! S'il pouvait découvrir le foyer d'où partent les désordres qu'il veut combattre! et s'il voyait le jeu de l'organisme dans son activité! Que de symptômes en effet sont communs à diverses affections; qu'ils sont variables dans une même maladie, suivant la constitution individuelle! Et de combien de manières peuvent être dérangées les fonctions d'un organe! Quel médecin n'a pas entendu son malade lui dire: « Que ne pouvez-vous ouvrir ma tête, ma poitrine, et voir ce qui est là ? » On sourit à ces paroles, tandis qu'avec moins d'orgueil on pourrait prêter l'oreille aux leçons du somnambulisme, et rentrer ainsi dans une des sphères de l'intelligence dont l'homme s'est banni. Dans cette voie, le médecin sait ce qu'il fait ; il n'est plus à tâtonner et à craindre l'effet d'un médicament; il n'est pas à hésiter à chaque nouvelle phase de la maladie ; il peut hardiment soutenir la confiance du malade, et s'il le perd ou ne le guérit pas, il le savait davance ; il peut donc rester sans remords comme sans reproche. Tels sont les résultats que promet le magnétisme, telle est l'esquisse de la révolution qu'il prépare à l'art de guérir.

La médecine magnétique a toujours eu deux modes d'application : l'action magnétique sans somnambulisme , et l'action magnétique avec somnambulisme. Les recherches auxquelles je me suis livré sur l'histoire du magnétisme ont présenté ces deux genres de médecine magnétique dans l'antiquité. On a vu au contraire le moyen-âge ne plus conserver que l'action magnétique simple , et Mesmer , obéissant à l'esprit de cette époque, former un système analogue à celui de Van Helmont , de Maxwell , et complètement différent de celui d'aujourd'hui.

Il y a donc eu une grande lacune dans

la médecine somnambulique; elle était complètement oubliée; et bien que l'école de Mesmer employât d'une manière puissante les moyens excitateurs du somnambulisme, cet état ne se développait pas; Mesmer, cependant, avait reconnu le phénomène, mais il l'avait tenu secret. Quelles étaient ses idées à cet égard? On ne sait; toutefois ses aphorismes, qui paraissaient obscurs à cette époque, nous démontrent qu'il savait à quoi s'en tenir sur le somnambulisme.

Je vais citer quelques-uns de ces aphorismes :

A. 254. — Qu'eussent produit les génies de Descartes, Galilée, Newton, Kepler, Buffon, sans l'extension de l'organe de la vue? peut-être de grandes choses; mais l'astronomie et l'histoire naturelle seraient encore au point où ils les ont trouvées.

A. 255. — Si l'extension d'un sens a pu produire une révolution dans nos connaissances, quel champ plus vaste encore va s'ouvrir à notre observation, si, comme je le pense, l'extension des facultés de chaque sens, de chaque organe peut être portée aussi loin et même plus loin que les lunettes n'ont porté l'extension de la vue; si cette extension peut nous mettre à portée d'apprécier une multitude d'impressions qui nous restaient inconnues, de comparer ces impressions, de les combiner, et par là de parvenir à une connaissance intime et particulière des objets qui les produisent.

A. 256. — Ce qu'il y a de fâcheux pour la commodité de notre instruction, c'est que les personnes sujettes aux crises perdent presque toujours la mémoire de leurs impressions en revenant dans l'état ordinaire; sans cela, elles nous feraient elles-mêmes toutes les observations que je vous propose, avec plus de facilité que moi; mais ce que ces personnes ne peuvent nous retracer en l'état ordinaire, ne pouvons-nous pas nous en informer d'elles-mêmes, quand elles sont en état de crise?

A. 257. — Je pense donc qu'il est possible, en étudiant les personnes sujettes aux crises, de se faire rendre par elles-mêmes un compte exact des sensations qu'elles éprouvent. Je dis plus, c'est qu'avec du soin et de la constance on peut, en exerçant en elles cette faculté, perfectionner leur manière d'apprécier ces nouvelles sensations, et pour ainsi dire faire leur éducation pour cet état. C'est avec ces sujets, ainsi dressés, qu'il est satisfaisant de travailler à s'instruire de tous les phénomènes qui résultent de l'irritation exagérée des sens.

A. 264. — J'en parlerai plus en détail dans un autre temps.

Ces réflexions profondes n'eurent aucun effet sur la direction qu'avaient prise les traitemens magnétiques. Cette période dura plusieurs années, et des maladies très-graves, aiguës ou chroniques, furent guéries en grand nombre par la seule application du magnétisme comme agent thérapeutique.

Les résultats obtenus et la force des effets ressentis par les magnétisés étaient vraiment bien extraordinaires, car si on les compare aux traitemens opérés aujourd'hui, on y remarque une différence notable. Il est vrai que les procédés de magnétisation étaient bien éloignés des nôtres, et je suis convaincu qu'ils avaient une grande puissance.

On sait en effet que les disciples de Mesmer employaient comme auxiliaire un réservoir de nature quelconque, autour duquel se rangeaient plus ou moins de malades, se tenant par la main ou par des cordons qui les faisaient communiquer avec le réservoir. Ordinairement ce réservoir était une espèce de baquet rempli de bouteilles d'eau superposées et placées d'une manière régulière ; les vides étaient comblés par du sable, de la limaille de fer ou du verre pilé. Au centre de cet appareil s'élevait une tige de fer de laquelle partaient d'autres conducteurs. Chaque pièce était magnétisée, et leur ensemble formait le grand appareil.

Eh bien! c'est autour de cette machine que la commission e 1784 fit les observations que le gouvernement avait demandées, et son rapporteur, Bailly, eut l'inconséquence de mettre dans un rapport entièrement hostile le passage suivant :

« Rien n'est plus étonnant que le spectacle des convulsions ; quand on ne l'a pas vu, on ne peut s'en faire une idée ; et en le voyant on est également surpris et du repos profond d'une partie de ces malades et de l'agitation qui anime les autres, des accidens variés qui se répètent, des sympathies qui s'établissent. On ne peut s'empêcher de *reconnaître* à ces effets constans *une grande puissance* qui agite les malades, les maîtrise, et dont *celui qui magnétise semble être le dépositaire.* »

Cette puissance du magnétiseur, nous la concevons bien; mais celle de l'appareil, quelle était sa valeur? Les relations des traitemens nous apprennent que sans le magnétisme les malades en communication avec le réservoir éprouvaient également des crises très-fortes. L'appareil n'agissait-il qu'en vertu du fluide magnétique dont on l'avait saturé, ou bien par une puissance intrinsèque, dépendante de sa composition hétérogène? N'y avait-il pas développement d'électro-magnétisme et combinaison de cette électricité dynamique avec le fluide magnétique? Je suis porté à cette opinion par les analogies que présentent les phénomènes de l'électro-magnétisme, de la machine de Clark, des métaux soumis à l'examen des somnambules, et des expériences bacillogires (1). Je rappellerai en effet que la crise somnambulique se produit parfois sous l'influence de certains métaux, d'une décharge électrique, et qu'une somnambule, soumise

(1) Dénomination donnée aux phénomènes de la baguette divinatoire. *V. Recherches sur des effluves terrestres*, par le comte de Tristan. Paris, chez Bachelier, quai des Augustins.

à la machine de Clark, me disait que je pourrais l'endormir avec cet appareil.

Je rappellerai encore que la marche sur un sol qui couvre un courant d'eau ou une mine métallique, développe dans certains systèmes nerveux des signes constans d'électricité positive ou négative. Pourquoi dès lors la combinaison symétrique de corps inorganiques et hétérogènes, et leur réunion avec des corps animés et diversement malades, ne déterminerait-elle pas le développement d'une électricité particulière, non pas identique à celle des appareils physiques, puisqu'elle ne se trahit pas à l'électromètre, mais analogue et pouvant sans doute se révéler à l'aide d'un instrument encore inconnu, mais que je pressens devoir approcher de la nature du galvanomètre; et si j'osais, j'avancerais qu'on en est bien près quand on connaît les phénomènes de la furcelle (baguette divinatoire). *V. page* 14.

Quoi qu'il en ait été de la cause dynamique des effets éprouvés par les magnétisés des élèves de Mesmer, ces effets restent comme type de la médecine magnétique.

La magnétisation opérée pour le soulagement d'une souffrance est toute différente par son but, ses moyens et ses effets, de celle qui tend seulement à obtenir une modification dans le magnétisé.

Dans le dernier cas, en effet, peu importent les procédés; il suffit que la circulation nerveuse soit envahie par un fluide étranger, et les phénomènes physiologiques ou psycologiques apparaissent; mais dans une maladie, ce n'est plus seulement la modification nerveuse qu'il faut provoquer, il faut que l'action soit calculée, réfléchie et dirigée suivant les besoins du corps désharmonisé. Ainsi, qu'on ait à traiter une maladie aiguë ou une maladie chronique, cela demandera de la part du magnétiseur des connaissances bien arrètées sur le mode d'agir de l'action magnétique.

Le fluide magnétique, comme tous les autres fluides, est dynamique, c'est la force vitale; l'accumuler dans le système nerveux, c'est donc augmenter les puissances de la vitalité. Par conséquent, si cette excitation vitale est faite sans discernement, et qu'un organe déjà surexcité reçoive un accroissement d'irritabilité, assurément c'est favoriser sa désorganisation. Mais si, après avoir reconnu l'organe qui concentre l'irritation, on fait usage de la faculté qu'a le magnétiseur d'établir des courans magnétiques, soit sur l'électricité qui se développe au foyer organique, soit sur celle qu'il émet de lui, alors le danger est évité et le soulagement accompli.

La douleur est le cri de l'organe lésé ; le point où l'action doit être dirigée est donc toujours facile à reconnaître, et si l'on doute du siége de l'inflammation, qu'on magnétise alors à grands courans, on évitera ainsi toute concentration d'action, et l'on finira par ramener l'équilibre de l'électricité dans tous les centres nerveux et ensuite dans tout l'organisme.

On ne saurait croire combien est salutaire l'influence sédative des passes à grands courans ; ces passes calment toujours l'organisme nerveux et sanguin.

L'appréciation des battemens de l'artère est le signe le plus certain qui puisse guider; en effet, après une magnétisation plus ou moins longue, opérée comme je le dis, dans l'affection la plus aiguë, on trouve un ralentissement notable dans la circulation.

Les annales des anciens traitemens magnétiques rapportent beaucoup de faits de ce genre, car dans ces temps on n'hésitait pas à appliquer le magnétisme dans les maladies aiguës, et les plus heureux succès couronnaient les tentatives. Pour moi, j'ai magnétisé dans des cas que l'on regardait comme devant être aggravés par le magnétisme ; j'ai guéri quelquefois, souvent soulagé, et je n'ai jamais nui. Ainsi, dans plusieurs fièvres cérébrales, j'ai constamment détruit la céphalalgie, arrêté le délire, et sur une personne déjà somnambule, attaquée d'une fièvre cérébrale, j'ai pu vérifier par ses ordonnances la justesse de ce que j'ai dit sur la manière de magnétiser. Cette somnambule me faisait établir des courans des épaules aux pieds, puis après chaque passe dégager la tête, d'où elle voyait sortir par l'action de mes mains des traînées *de feu* qui tourbillonnaient autour de sa cervelle.

Les mêmes procédés doivent s'appliquer aux aliénations mentales, maladies qui sont très-favorablement impressionnées par le magnétisme ; et si les essais opérés à la Salpêtrière, sous la direction de M. Esquirol, n'ont pas réussi, c'est au mode de magnétisation employé qu'il faut s'en prendre. Je viens de guérir une folie qui commençait à se déclarer sous forme intermittente, et je suis convaincu qu'elle fût devenue permanente si l'on eût eu recours à la médecine ordinaire. La malade était somnambule; elle fut guérie après avoir subi trois magnétisations, à des heures qu'elle avait fixées elle-même, et par des applications de rôties de pain vinaigré sur le front et la poitrine, plus une saignée d'un litre et demi, opérée à un jour déterminé.

Dans les pneumonies avec crachement de sang, j'ai vu des somnambules prescrire comme remède le plus actif le magnétisme, de préférence aux émissions sanguines; mais, disaient-ils, ne passez pas devant les poumons, vous les irriteriez; commencez par de grandes passes depuis les dernières côtes et baissez jusqu'aux pieds. J'ai vu une somnambule magnétiser elle-même dans une hémophthisie que les saignées, les sangsues et autres médications n'avaient pu arrêter; elle assura y mettre fin immédiatement par la combinaison de ses passes; et en effet le crachement de sang, qui depuis plusieurs semaines arrivait matin et soir, ne revint plus. Le malade du reste sentit peu d'effets magnétiques. Cette somnambule prescrivit le même mode de magnétisation pendant neuf jours, pour consolider la guérison, qui fut parfaite.

Il y a certains genres de maladies aiguës du tube digestif, qui attaquent profondément la vitalité et plongent le malade dans une faiblesse extrême; les fièvres typhoïdes sont de cette espèce. J'ai obtenu dans ces cas des succès constans. A chaque magnétisation, les forces vitales sortent de la torpeur qui les oppresse, et jamais les symptômes inflammatoires ne sont augmentés.

Dans une fièvre adynamique, où l'on avait épuisé les traitemens ordinaires, sans avoir pu entraver la marche progressive de la maladie, je fus appelé. Quand j'arrivai, la garde me dit que le malade était mort; en effet, il était froid, pâle; le cœur ne donnait aucun battement. Cet état durait depuis deux heures. Je ne crus qu'à une de ces lipothymies, si fréquentes dans ces maladies où le système nerveux est toujours compromis; et dans le but d'exciter la circulation nerveuse, et par suite celle du sang qui était suspendue, je magnétisai avec force le cerveau et le cœur. En peu de minutes, l'effet était obtenu, et je n'eus plus qu'à répartir l'activité vitale que je venais de donner. En peu de jours, en effet, toute médication étant cessée, le malade fut sauvé.

Dans des coliques violentes et su-ites, les entérites aiguës, les entéralgies, l arrive souvent que la douleur épuise a sensibilité, ou bien qu'une congestion 'opère vers le cœur et qu'une syncope se nanifeste; dans ces cas, magnétisant le œur surtout par l'insufflation, j'ai très-romptement ranimé ses battemens et con-équemment la vitalité. Il est à remarquer ue plusieurs fois j'ai eu à agir après l'em-loi des moyens excitateurs ordinaires, et ue j'ai toujours réussi à rappeler la vitalité.

Il en est de même dans les asphyxies par mmersion ou par un gaz; l'action magné-ique, dirigée comme je l'enseigne, est plus puissante que tout autre moyen. L'insuffla-tion magnétique convient bien mieux que celle d'un air qui, pour agir sur l'économie, doit être modifié par l'appareil pulmonaire, qui se trouve paralysé, tandis que le souffle magnétique apporte avec lui le principe vital, l'excitateur du système nerveux. Il reste encore à combattre les accidens; mais le principal, c'est de faire cesser l'état de syncope, d'asphyxie, qui, prolongé un peu plus, amène infailliblement la mort. Le magnétisme est donc l'agent le plus capa-ble d'atteindre ce premier but; après, la médecine doit employer ses ressources.

J'ai eu occasion d'opérer dans un rhumatisme articulaire aigu, à son douzième jour; il est inutile de rappeler l'acuité des souffrances et leur permanence pendant cinq ou six septenaires. Peu de jours de magnétisation à grands courans, vu le genre et le siége de la maladie, amenèrent un soulagement satisfaisant, qui n'eût pas tardé à devenir complet si moi-même je n'eusse été pris des symptômes de cette maladie. Cet accident m'apprit la valeur de la recommandation des magnétiseurs, qui donnent le précepte de se *démagnétiser* après avoir opéré sur certaines maladies. J'ai eu, comme bien d'autres, à souffrir trop souvent de cette négligence.

Les douleurs rhumatismales récentes cèdent promptement au magnétisme; je l'ai expérimenté, et les magnétiseurs sont unanimes sur ce point.

Si l'on m'a compris, on a dû voir que le magnétisme, appliqué dans ce qu'on nomme maladie aiguë, est d'un secours majeur; seulement il est de toute nécessité d'être à même de savoir le but qu'on doit imprimer à l'action, et cela ne peut être fait que par l'homme que ses études ont mis à même de connaître l'anatomie les organes, leurs fonctions et les caractères de leurs maladies. En dehors de ces conditions, je doute qu'on puisse recourir avec avantage au magnétisme dans des cas graves, car on risque d'accroître le mal, de refuser à tort un médicament indispensable, ou de prendre une exarcébation des désordres pour une crise salutaire, ou bien encore de voir dans un effort de la nature, suscité par le magnétisme, un danger que l'on arrêtera quand il faudrait soutenir cet effet critique. Ceci me conduit à parler des crises; mais je le ferai après l'examen des maladies que je veux encore analyser.

Quand l'irritabilité d'un organe n'a pas été vivement sollicitée, mais qu'elle l'a été fréquemment, les symptômes de l'irritation ne se trahissent d'abord que vaguement. Cette permanence d'activité lente trouble peu à peu les fonctions normales, et finit par opérer, dans la constitution organique de l'appareil malade, des désordres graves et profonds. Cette marche de la maladie n'a pas tout d'abord compromis la vie de l'individu; son état n'est devenu alarmant qu'après un temps plus ou moins long. Une maladie chronique s'est établie.

D'autres fois, après une perturbation violente et qui a menacé les jours d'un malade, la période d'accroissement s'arrête; celle que la pathologie appelle période d'état s'améliore aussi; mais malgré tout la santé ne se rétablit pas parfaitement, l'organe si vivement affecté conserve du trouble dans ses fonctions, et il souffre encore. Les forces médicatrices de la nature et de l'art n'ont pu mener à terme les diverses modifications que l'organisme avait à subir pour rentrer dans son équilibre. — La maladie a passé encore à l'état chronique.

Dans le premier mode de désharmonie, les maladies aiguës, j'ai montré combien il fallait être sur ses gardes pour modérer et diriger l'action vitale que le magnétisme développait; dans les maladies chroniques, les précautions sont d'un autre genre. En effet, dans une maladie ancienne, on doit tendre surtout à augmenter les forces médicatrices de la nature, qui font sans cesse effort pour opérer les crises nécessaires au rétablissement. Il faut bien encore ici certaines connaissances d'anatomie et de physiologie; mais on n'a pas à craindre d'augmenter la maladie, à moins toutefois qu'il ı'y ait désorganisation prononcée, car alors e surcroît de vitalité que le magnétisme ıpporterait hâterait singulièrement le tra- 'ail de désagrégation moléculaire et celui l'élimination.

Ce qui arrive dans les traitemens des affec- .ions chroniques par le magnétisme, c'est une liminution rapide des symptômes qui exis- .aient au commencement, et l'augmentation le certains autres qui n'apparaissaient que de oin en loin et qui étaient dus à la nature pour a guérison. Cette distinction est la garan- .ie du succès ; car si l'on se méprend et ɥu'on veuille troubler la marche de l'ac- .ion, on s'expose à de graves désordres.

Les symptômes critiques portent d'abord ıur certaines douleurs qui s'accroissent ɥuelquefois d'une manière épouvantable, ɔuis sur un travail d'élimination ; ainsi, il ıurvient des vomissemens, des diarrhées, les sueurs, des hémorragies, des attaques le nerfs, des délires. Ces effets varient na- ıurellement, selon les idiosyncrasies individuelles ; mais enfin, comme l'a dit Mesmer dans un aphorisme : « Aucune maladie ne guérit sans crise. » Cette opinion du reste a été celle de la plupart des médecins de l'antique école. Avec de l'habitude, on distingue bien vite ce qui vient de la maladie ou du magnétisme.

J'ai observé des crises salutaires bien effrayantes, et toujours, quand les malades m'ont laissé les conduire jusqu'au bout, je les ai vues amener la guérison.

J'ai magnétisé un malade paralysé presque complètement du côté droit, ayant dans le même côté de la face des douleurs névralgiques si fortes que l'œil s'était perdu; ces souffrances s'étendaient sur le crâne et dans le cerveau. Cela durait depuis neuf ans et augmentait graduellement. Le diagnostic de la médecine avait été une névralgie du nerf facial, de l'ophtalmique, et une paralysie du nerf optique. Le diagnostic somnambulique, obtenu par un autre que le malade, avait indiqué un abcès de grosseur d'un petit œuf dans l'hémysphère gauche du cerveau. Les médicamens ordonnés n'agirent nullement. Je recourus au magnétisme; le malade ne s'endormit jamais; mais à chaque séance il éprouvait l'envie de vomir, une augmentation de la paralysie et une diminution des douleurs; après la quinzième magnétisation, il survint une fièvre très-grande, du délire et des élancemens si violens dans la ête, que l'on crut à la mort prochaine de cet homme. Cet état dura vingt heures sans que l'on vînt m'en parler et sans qu'on cherchât à soulager le malade; alors il survint des vomissemens fréquens et une diarrhée abondante. Ces nouveaux phénomènes persistèrent douze heures avec violence, puis le malade tomba dans une grande faiblesse et dans un sommeil calme d'où il sortit parfaitement guéri.

N'est-ce pas cela qu'un médecin eût dû provoquer? La sympathie de l'estomac avec le cerveau est reconnue, et dans les affections du dernier organe, c'est souvent sur l'autre que le médecin dirige ses moyens. Ici le magnétisme a déterminé la crise d'absorption et celle de révulsion.

Il y a aujourd'hui plus de trois ans que la cure est faite, sans qu'il y ait eu rechute.

Dans une méningite chronique, qui était accompagnée de sécrétion de pus sur le cerveau, et qui avait pour symptômes une monomanie et des convulsions très-caractéristiques par leurs formes, j'ai obtenu, sans qu'il y ait eu sommeil, des crises nerveuses bien autrement fortes que celles d'habitude, et à chacune le malade sentait sa tête débarrassée. Après un mois environ la guérison eut lieu.

Lorsque l'on traite une épilepsie sans que l'individu devienne somnambule, ce n'est que par l'arrivée de ces crises extraordinaires du système nerveux que l'on peut être certain d'avoir la guérison. Les exemples de cures de cette maladie sont très-nombreux; on en a guéri même sans crise apparente ; mais dans ce cas il faut un temps bien long et qui dépasse malheureusement les moyens du praticien.

Je serais emporté trop loin si j'examinais toutes les maladies qui guérissent par l'action magnétique simple. Qu'on se rappelle seulement que toujours le magnétisme doit soulager, les conseils que j'ai donnés étant scrupuleusement gardés; que l'on n'oublie pas non plus que, suivant la susceptibilité magnétique du malade, l'affection guérit plus ou moins radicalement, que la guérison est d'autant plus certaine et plus prompte qu'il survient des crises, et que, quelle que soit leur gravité, on ne doit pas les arrêter. Si ces conseils étaient suivis et que les malades recourussent plus tôt à la médecine magnétique qu'à celle du somnambulisme, les guérisons seraient plus nombreuses, plus parfaites et plus promptes. Il n'est pas en effet nécessaire d'être somnambule ou de faire des remèdes prescrits par un autre pour guérir. Le somnambulisme n'est qu'une crise affectée à tel individu, à telle maladie; elle n'est ni générale ni indispensable, et une autre crise arrive au même but. Sans doute, quand le somnambulisme a lieu, tout est plus clair; sans doute, quand on a su d'un somnambule étranger le genre de désordres qui existent, on est plus à même de traiter; mais ceci ne peut le plus souvent dispenser de la magnétisation.

On peut seulement ne pas employer le magnétisme chez les individus dont on a constaté par plusieurs essais l'insensibilité magnétique; pour eux alors il faut utiliser la médecine somnambulique. Ce que je dis est si vrai qu'il n'est pas de somnambule qui ne réclame le magnétisme pour aider les remèdes qu'il s'ordonne.

Une demoiselle présentait pour symptômes maladifs la pâleur, la bouffissure générale, de l'oppression, de la toux, des battemens sourds et tumultueux du cœur, de vives douleurs à l'épigastre et entre les deux épaules, une suppression des règles depuis huit mois, arrivée par suite de l'accroissement de toutes ses souffrances. N'ayant trouvé aucun soulagement dans la médecine, elle essaya du magnétisme. Trois séances l'amenèrent au somnambulisme ; mais elle ne fut jamais assez lucide pour préciser anatomiquement la cause de sa maladie. Je me bornai donc au magnétisme, qui en trois semaines avait procuré un état de santé déjà satisfaisant ; les règles avaient reparu.

Ayant eu occasion de consulter une somnambule lucide, celle-ci indiqua une inflammation du cœur même, des plèvres et et de l'estomac. Elle prescrivit une médication que je suivis exactement, et je laissai le magnétisme. Mais après un mois du traitement somnambulique, le mieux n'était pas plus marqué. Je rendormis la malade, qui me reprocha de l'avoir abandonnée. « Croyez-vous donc, me dit-elle, que le magnétisme ne soit rien par lui-même ? Les remèdes sans lui ne me guériraient jamais. Continuez donc à me magnétiser, et je guérirai bien plus vite. »

II.

Médecine somnambulique.

Nous devons donc parler de la médecine somnambulique, et si la raison comprend que le fluide magnétique, transmis dans une organisation, peut y apporter des modifications, elle demeure impuissante à se rendre compte de l'instinct médical du somnambule.

Il faut constater le fait, le croire, et dire: c'est une faculté donnée à l'homme par la divinité; l'âme dans cet état est en communication avec toute la nature, et comme Dieu voyait l'avenir malheureux de la destinée humaine, qu'il ne pouvait empêcher sans annihiler le droit de liberté, l'essence de l'être, il a dû, dans sa bonté, créer un remède à tout mal. Si, dès que nous souffrons nous ne voyons pas ce remède, il faut croire que nous avons perdu l'état où nous pouvions en recevoir la sympathie, et qu'une fois cet état reproduit, ses propriétés renaissent plus ou moins complètes, selon que lui-même est plus ou moins parfaitement rétabli.

Au point de vue médical, le somnambule est celui qui voit ses organes malades et qui a l'instinct des remèdes convenables. Par extension, le somnambule magnétique applique à autrui cette faculté. — L'important, c'est de constater une lucidité qui soit infaillible; on pourra la croire telle toutes les fois que le malade enseignera spontanément un moyen curatif, ou bien qu'étant interrogé il demandera les remèdes qu'il dit *voir* ou *entendre* dictés par une voix étrangère.

Ces formes de l'instinct médical sont toujours certaines quand on a affaire à un somnambule nouveau; car je ne parle pas ici des somnambules consultés pour d'autres. Ce n'est pas qu'un somnambule qui raisonne le traitement qu'il veut s'appliquer ne doive pas être ponctuellement écouté, je dis seulement qu'un somnambule, entrant dans la sphère de la réflexion et du raisonnement, m'inspire plus de doute que celui qui reste dans celle de l'instinctivité.

La confiance dans la lucidité est tellement indispensable au magnétiseur, que sans elle il peut compromettre la vie du malade; car s'il veut modifier les prescriptions du somnambule, il dérange complètement leur effet. On ne saurait donc trop chercher les caractères du somnambulisme lucide.

Une fois la confiance acquise, il faut irrévocablement se rendre esclave des volontés du somnambule qui prescrit un traitement. Je sais combien on se trouve parfois embarrassé; car dans des maladies graves les somnambules demandent souvent une médication tout opposée aux connaissances de la médecine classique, et qui, selon ses règles, devrait inévitablement causer la mort. Il n'y a pas de transaction possible; c'est à vous de consulter vos forces morales avant d'entreprendre un traitement magnétique. Je pourrais citer des faits nombreux de cette opposition de la médecine somnambulique avec la médecine ordinaire; mais l'espace me limite, et je dois être bref.

J'avais magnétisé, pour ce qu'on appelle une gastrite, une dame qui, dans son somnambulisme, avait déclaré que l'inflammation de l'estomac était produite par des eaux âcres et nullement par le sang, ce qui avait aussitôt mis mon traitement en contradiction avec le sien. Six mois après la guérison, elle fut prise d'une hémorragie utérine qui, malgré les soins les mieux dirigés, l'amena en quinze jours à un état alarmant.

La faiblesse était grande, l'estomac redevint malade, et la perte de sang continuait avec abondance. Je mis cette dame en somnambulisme; elle me pria de l'y laisser trois heures sans lui parler. Après ce temps, elle me dit d'écrire ce qu'elle allait dicter.

« Demain, trois lavemens à la pariétaire. (6 juillet.)

« Le 7, à quatre heures du matin, une cuillerée à bouche de vin blanc, dans lequel on mettra deux grains d'émétique.

« Le 8, à quatre heures, me purger avec du jalap et du séné, de manière à provoquer une dixaine d'évacuations.

« Le 9, même chose que le 8, la dose un tiers plus forte.

« Me laisser en repos le 10; et le 11, me donner le vomitif du 7.

« Le 12, me purger comme le 8; alors le sang sera arrêté. »

A ce traitement je bondis de frayeur, et j'objectai la faiblesse, l'irritation intestinale; mais j'eus beau dire, la somnambule m'ordonna de l'éveiller et de faire ce qu'elle avait prescrit. J'obéis à tout; mais comment rendre ce que j'éprouvai, en voyant la malade trois heures après la prise de l'émétique? Je frémis devant ce corps livide et crispé par les atroces coliques et la fréquence des vomissemens. Le mari m'accusait presque d'avoir empoisonné sa femme; pour moi, je le craignis un instant.......... Le soir, quand elle fut calmée, je la magnétisai vite, et ce fut pour voir le sourire d'une somnambule qui se moquait de son médecin! « Continuez, me dit-elle, et ne vous faites plus tant de mal. » Je continuai, et le 14 elle était parfaitement rétablie.

Parlerai-je aussi d'une jeune fille, qui était atteinte d'hydropisie au cœur, au ventre, infiltrée aux extrémités inférieures, par suite d'une inflammation chronique du péricarde, avec exhalation de sang autour de cette membrane, désordres qu'elle reconnut seule, contre l'avis des médecins, et qu'elle signala dans son somnambulisme. Elle demanda une diète complète pendant dix-huit jours, une saignée d'un litre et de la glace sur le cœur, sur la dixième côte droite et sur les tempes. Evidemment, selon les données de la médecine, une pareille médication devait accroître le mal et hâter la mort. Eh bien! ce traitement fut exactement suivi, et la malade, si faible, si épuisée, reprit une santé parfaite au bout de quarante jours!....

Mon Dieu, que sommes-nous donc avec nos prétentieux systèmes? Quel médecin ne m'eût écrasé, en me voyant saigner jusqu'à défaillance cette hydropique presque sans pouls?

Soyons donc fermes et sans hésitation quand un somnambule que nous connaissons indique *pour lui-même* un traitement qui semble meurtrier ou irrationnel. Laissons l'instinct parler, et ne proposons jamais un médicament; ce serait alors donner au somnambule une impulsion dans un sens, et cela ne doit pas être. La médecine naturelle doit être dégagée de nos idées et de nos systèmes. Les homœopathes ont donc tort en disant qu'un somnambule parcourt la route où on le place ; c'est précisément ce qu'il faut éviter, sous peine de rendre bientôt les somnambules aussi imparfaits que nous.

Le somnambule magnétique, mis en rapport avec un malade, éprouve parfois ses douleurs et voit l'anatomie des parties affectées ; assez souvent il trouve comme pour lui les remèdes à employer, et il opère des guérisons très-remarquables. Cette extension extraordinaire de la faculté inhérente au malade somnambule procure de grands bienfaits, mais elle est plus sujette à mettre dans l'erreur. Il n'y aurait aucun danger si l'on possédait les affections du somnambule, ou si l'on était certain de sa moralité, car il dit alors quand il ne voit pas le mal et quand il ne trouve pas le remède. Mais si vous lui êtes inconnu, si une consultation n'est pour lui qu'une spéculation ou une affaire d'argent, alors vous courez des dangers ; il peut bien dire en effet ce que l'habitude et le raisonnement lui suggèrent quand l'instinct ne lui apporte rien.

Lorsqu'un médecin peut conserver des somnambules qu'il a formés, qu'il a reconnus lucides, et qu'il les emploie pour ses cliens, les inconvéniens s'évanouissent, parce qu'il faut supposer que le magnétiseur n'utiliserait pas un sujet dont il ne connaîtrait pas la lucidité; quand la lucidité de son somnambule manque, ce qui arrive par mille causes, il le déclare et ajourne la consultation. S'il faisait autrement, le blâme retomberait sur lui.

La faculté de consulter pour les autres se conserve même en bonne santé. L'habitude du somnambulisme naturalise en quelque sorte cet état, et si l'on n'en abuse pas, on peut rester lucide pendant des années. Le somnambulisme répété deux à trois fois par semaine ne fatigue pas, mais s'il a lieu chaque jour et même plusieurs fois dans la journée, il ne tarde pas à épuiser les forces et à rendre sujet à des affections nerveuses. Je doute donc que certains somnambules de profession, qui sont consultés du matin au soir à Paris, soient toujours réellement en somnambulisme.

Dès qu'on est sûr de la lucidité d'un somnambule consulté pour un autre, il faut lui obéir aussi aveuglément que lorsqu'il parlait pour lui-même. J'en étais à mon début lorsque j'eus à soigner, après la médecine ordinaire, une jeune femme qui, à la suite de ses couches, avait été prise d'une fièvre puerpérale. C'était le cinquantième jour, je

:rois, de la maladie. Les médecins traitans ıvaient laissé la malade à trois petites cuil-erées de lait d'ânesse par jour ; cela par-'ois était rejeté, et l'espérance avait déserté .ous les cœurs.

Ayant vainement magnétisé cette dame, e mis en somnambulisme son amie, que 'avais déjà soignée. Elle me détailla ce qu'elle disait voir dans l'intérieur de son ımie, et m'ordonna des lavemens d'eau magnétisée, deux tasses de bouillon de bœuf par jour ; à jeun, pendant deux jours, deux cuillerées à bouche d'un sirop que je ferais avec deux onces de manne, deux morceaux de jalap gros comme le doigt, et un morceau de racine de turbith gros comme le pouce. Ce sirop devait faire évacuer des matières durcies et du sang coagulé. La malade devait être guérie dans un mois, à l'aide d'un régime qu'elle indiquerait plus tard.

Etourdi par ce qui venait de se passer pour la première fois sous mes yeux, troublé par les conversations des assistans, les plaintes de la mourante, je ne réfléchis pas de suite à ce que ma somnambule m'avait dit. Quand je me disposai à faire préparer le sirop, je m'aperçus qu'il fallait donner à chaque dose une once de manne, une demi-once de jalap et un gros de turbith!..... Et on donne au plus vingt grains de jalap!..... C'était à la vérité en décoction, mais c'était énorme pour une maladie d'un caractère pareil!.... La malade ne peut pas supporter du lait d'ânesse, et il faut lui faire avaler du bouillon de bœuf et un purgatif des plus drastiques!.... Je reculai;.... je ne mis que la moitié des quantités indiquées, et je tremblai encore bien fort..... Cependant, il n'y eut que des coliques très-supportables et quelques déjections sanguinolentes ; mais elles ne furent pas telles que la somnambule l'avait annoncé....., et le bouillon avait bien passé!.....

Le lendemain je consultai la somnambule, et avant que j'eusse eu le temps de poser une question, elle me dit d'un ton piqué :

— « Il est inutile de m'endormir maintenant, puisque vous n'avez pas confiance en moi; vous n'avez donné que la moitié de ce que je voulais; aussi, au lieu d'un mois, elle en sera deux à guérir, et il faut recommencer. »

Je fus comme pétrifié! ma pensée secrète avait été dévoilée!! Je crus alors! Je ne m'écartai plus des conseils de la somnambule, et dès lors les choses s'accomplirent comme elle l'avait prédit.

Les consultations somnambuliques offrent donc de grands avantages. Quant à moi, j'ai obtenu par ce moyen des guérisons très-remarquables; mais je regarde comme difficile de mener à fin heureuse une entreprise de cette nature. Car aux inconvéniens que j'ai signalés trois pages plus haut, il faut joindre celui de pouvoir disposer à jour et à heure fixes des somnambules, et plus encore, être certain de l'exactitude qu'apportent les malades à exécuter les prescriptions. Une fois partis, en effet, la plupart dirigent seuls leur traitement, parce que la consultation a été donnée soit par une somnambule sans magnétiseur, soit par celle d'un magnétiseur qui n'est pas médecin et que l'on ne revoit que long-temps après; ou bien encore parce que vous n'êtes pas le médecin de la personne, et qu'elle ne peut vous laisser suivre la marche de la maladie, par suite de divers motifs. Toutes ces causes sont préjudiciables au magnétisme, parce qu'elles rendent les guérisons complètes plus rares qu'elles ne devraient l'être.

Le rapport du malade avec le somnambule peut être établi par de cheveux. Ce mode de communication peut être très-certain; pourtant il est encore cause de beaucoup de demi-succès. Il faut en effet, pour que ce moyen réussisse, qu'il y ait une bien grande lucidité et que les cheveux n'aient reçu aucune émanation étrangère, ce qui est plus difficile à éviter qu'on ne se l'imagine. Je préfère donc le rapport immédiat.

Cependant ce genre de consultation, conduit avec toutes les précautions nécessaires, peut avoir un double avantage, celui de porter la conviction dans l'esprit des consultans, et celui de guérir des maladies de la plus haute gravité. Ainsi, le magnétiseur ayant reconnu une lucidité suffisante dans son somnambule, ne doit recevoir de la part de la personne qui lui apporte les cheveux d'un malade aucun renseignement sur la maladie; il doit tout ignorer. Alors, remettant les cheveux au somnambule, celui-ci doit signaler les parties malades, avec la description anatomique des désordres qui y existent. A cette description, il me semble que la bonne foi et la justice reconnaîtront la véracité des magnétiseurs, la précieuse faculté des somnambules, et que, croyant à la possibilité de *voir le mal*, l'homme sensé et impartial croira de même à l'*instinct des remèdes;* l'un n'est pas plus extraordinaire que l'autre.

Pour ne pas fatiguer mes lecteurs, je ne vais citer que deux faits de ces consultations somnambuliques.

— La force des battemens de cœur, leur fréquence par le moindre mouvement et d'autres signes, avaient fait regarder comme une hypertrophie du cœur avec commencement d'anévrisme, l'affection dont Henri Blot, jeune homme de dix-huit ans, était atteint.

La carrière de ce jeune homme se trouva brisée; il fallut vivre languissant loin des lieux où sa famille l'avait placé pour ses affaires. Les médecins de Paris le renvoyèrent à Orléans, où il suivit les traitemens conseillés, mais sans en éprouver rien d'avantageux, car à la troisième année son état était devenu alarmant.

On fit alors ce qu'on fera encore longtemps; on eut recours au magnétisme.....; toujours les incurables de la médecine!!

Ayant magnétisé Henri sans obtenir aucun effet appréciable, j'eus recours, au moyen d'une mèche de cheveux, à un autre somnambule.

Voici son diagnostic :

« Le cœur n'est ni plus gros ni plus dilaté qu'à l'ordinaire ; mais les vaisseaux qui rampent dessus sont très-gonflés par le sang. Le sac qui enveloppe le cœur est excessivement rouge ; cette membrane est épaissie..... ; c'est elle qui irrite le cœur et le fait battre si fort. »

J'avais donc à traiter une péricardite, avec un état pléthorique des vaisseaux du cœur ; mais ce n'était pas la fibre charnue de l'organe qui était hypertrophiée, et les cavités étaient dans leur état normal.

Le traitement fut énergique et complètement prescrit par le somnambule. Il se composa de cataplasmes de plantes résolutives et de sangsues sur la région du cœur, de bains aromatiques pris jusqu'à l'estomac, puis quelques purgations, une saignée de pied et des lavemens composés. Toute cette médication fut précisée dans son mode et dans ses temps d'administration ; elle fut exactement suivie sous ma direction pendant trois mois. A cette époque, je demandai au même somnambule, toujours avec des cheveux, où en était la maladie.

« La membrane a changé d'aspect, elle est rose; mais elle est encore trop gonflée. Continuez quelques semaines le traitement, et tout sera fini. »

La fraîcheur et la santé revinrent en effet; le sentiment de gêne et d'anxiété qui oppressait continuellement disparut complètement avec les palpitations; et aujourd'hui nous comptons deux années et quelques mois depuis la guérison.

Autre fait. — Ce fut à la suite de l'usage des eaux d'Enghien, ordonnées avec succès pour une surdité, que M. A. de Saumery se trouva pris d'une vive inflammation de l'estomac et des intestins. Les traitemens les mieux dirigés ne purent empêcher la maladie de passer à l'état chronique, et de mettre ce jeune homme dans le marasme le plus grand.

En 1838, lorsque je le vis, il était réduit à ne pouvoir prendre pour tout aliment dans sa journée que quelques tasses de lait. Rien, absolument rien autre chose ne se digérait. La consomption extrême était accompagnée d'une fièvre lente, de douleurs sourdes dans tout l'abdomen, et le malade, à vingt ans, pouvait à peine traîner son squelette dans ses appartemens.

Ayant soumis à une somnambule une mèche de cheveux du malade, elle vit : — « L'estomac très-rouge, une *barre* de sang partant des fausses côtes et s'étendant sur l'estomac ; les intestins très-*gonflés*, tachetés d'un sang noir.

Son traitement s'accommoda du reste avec les données de la médecine. Il se composa de demi-bains émolliens, suivis de l'application sur le ventre de cataplasmes composés de certaines plantes, puis de tisanes de cresson avec un sirop lexatif, et du lichen dans la journée. Les boissons devaient être magnétisées (1) ; les jours, les heures de remèdes furent aussi fixés.

— Pour le dire en passant, c'est à cette ponctualité minutieuse, et qui semble ridicule, que les somnambules attribuent leurs succès. Les remèdes qu'ils indiquent, exécutés aux doses et aux heures prescrites, jouissent d'une action toute particulière ; car l'organisme, disent-ils, et surtout l'organisme malade,

---

(1) L'eau, par sa composition chimique, plus que toutes les autres substances de la nature, est capable de se combiner au *fluide magnétique*. Cette saturation rend ce liquide très-propre à faire un grand bien dans certaines maladies. L'agent vital se trouve en effet directement porté dans les viscères. Les anciens magnétiseurs employaient ce puissant auxiliaire bien plus souvent que nous.

est soumis à des variations très-complexes dans l'intervalle de toutes les vingt-quatre heures; si donc on ne saisit pas et n'apprécie pas ces rapports et ces dérangemens du système nerveux, on ne peut soigner aucun malade avec précision et infaillibilité. —

Après quelque temps du traitement dont nous venons de parler, et qui fut modifié par suite de nouvelles consultations, en raison des changemens qui survenaient daus l'état des organes malades, M. de Saumery fut parfaitement rétabli en quelques mois.

Il y a trois ans de cela, et nous n'avons eu aucune rechute.

Nous avons esquissé les trois modes d'application de la médecine somnambulique. Dans le premier, nous avons admis l'infaillibité de la clairvoyance du malade pour lui-même, mais nous avons déclaré qu'il fallait plus de réserve dans la confiance que l'on peut donner au somnambule s'occupant d'un autre que lui-même, parce que nous avons reconnu que le somnambule n'était pas toujours doué du même degré de lucidité, et qu'il ne portait pas toujours le même jugement sur une personne étrangère. Quant au troisième mode, c'est-à-dire les consultations sur des cheveux du malade, nous avons avoué qu'il fallait encore bien plus de circonspection que quand le rapport du somnambule avec le malade était direct. Cela est compréhensible, car il est évident que la sympathie qui unit le somnambule au malade est sollicitée moins vivement, lorsque le rapport est seulement établi par une partie du malade, partie qui est presque inorganique. La sympathie et la vision offrent aussi des résultats d'autant moins positifs que l'affection dont le malade absent se trouve atteint est plus chronique, moins douloureuse, et qu'elle excite moins de réactions dans tout l'organisme. Le somnambule alors voit obscurément; les teintes des organes lui apparaissent plus sombres qu'elles ne sont réellement, ce qu'il reconnaît lui-même lorsqu'il examine le malade près de lui.

Cependant j'ai rencontré souvent des somnambules tellement lucides que les plus heureux succès ont couronné les ordonnances que j'avais obtenues par l'intermédiaire des cheveux. J'ai cité quelques exemples à ce sujet, et ma conviction à cet égard est suffisamment formée pour me faire un devoir d'utiliser le somnambule magnétique dans les trois catégories où l'on peut placer sa lucidité.

III.

Chirurgie.

> On s'étonnera un jour que la chirurgie française soit restée si long-temps sans mettre à profit l'insensibilité magnétique.

Tout ce qui entre dans le domaine de la chirurgie est moins sujet à erreur et à contradiction que les principes de la clinique médicale. C'est à cette cause qu'il faut attribuer la petite proportion des cas de chirurgie qui ont déserté la science habituelle pour le magnétisme.

Cette partie de l'art de guérir recevrait pourtant de grandes améliorations en prenant le magnétisme pour auxiliaire.

Il y a en effet dans les plaies, externes ou internes, dans les affections du système osseux, déviations, carie ou nécrose, dans les luxations, les fractures même, et dans d'autres maladies rangées dans la chirurgie, certains modes de traitement que l'on regarde comme très-fixes et invariables, et qui pourtant ont été complètement changés par les indications somnambuliques : ces changemens ont procuré des guérisons réputées impossibles par les plus habiles chirurgiens.

Appliqué comme agent secondaire, le magnétisme peut être dans tous les cas de chirurgie d'un immense avantage. Je n'ai pas besoin de répéter que cet effet sera relatif à la constitution de l'individu ; c'est un principe établi plus haut.

Dans les lésions graves, les sympathies organiques sont mises plus ou moins en jeu ; la réaction fébrile, les spasmes nerveux sont encore plus ou moins excités, et selon l'intensité de ces complications, la vie du malade, la marche de la guérison, le succès des opérations sont aussi plus ou moins compromis.

N'est-il pas certain que l'influence du magnétisme, dirigé suivant l'urgence, serait de la plus salutaire utilité contre ces désordres secondaires ? N'aborderait-on pas avec plus de chances une opération, lorsque l'on aurait détourné ou amendé les désordres généraux qui accompagnent si souvent une blessure grave ? Et après les opérations dont la douleur a jeté le malade dans une rritation quelquefois plus dangereuse que e mal qui vient d'être détruit, combien il erait utile de pouvoir calmer l'organisme nerveux et de réparer les forces vitales qu'une perte excessive de sensibilité vient l'épuiser. Je l'affirme, une magnétisation bien entendue agirait plus efficacement que toutes les potions imaginables.

Comme agent curatif, le magnétisme peut, sans autre médication, guérir certaines plaies, des caries, des brûlures, certaines déviations ou luxations anciennes, des contractions musculaires, etc.

J'ai eu occasion de guérir spontanément de légères brûlures; on sait que la brûlure et l'entorse passent pour être guéries par les secrets de certains individus; j'ai vu des empiriques opérer; ils se bornaient à souffler sur l'endroit malade et à le toucher; parfois il y a réellement eu un soulagement très-marqué.

J'ai remis, en détruisant la contraction musculaire, une luxation du fémur, qui datait de presque un an; elle était survenue à la suite de la rétraction des muscles internes de la cuisse. Dans ce traitement, où il y avait somnambulisme, j'ai pu me convaincre de l'importance de la direction des passes, car la malade m'indiquait celles qui agissaient pour vaincre la contraction musculaire; ces passes variaient suivant l'état où se trouvaient amenées les couches de muscles par suite des magnétisations. La somnambule m'avertissait des passes qui agissaient en sens contraire de la circulation nerveuse dans les parties affectées; ces passes, continuées de la même manière, auraient, suivant elle, paralysé le membre luxé.

Tous les traités de magnétisme ont consigné plusieurs cures de plaies compliquées de nécrose, opérées par le magnétisme seul, après les traitemens de l'art classique employés pendant plusieurs années.

Une des plus remarquables est celle que fit le chevalier Brice sur une dame dont les os du crâne s'étaient exfoliés à la suite d'un ulcère qui s'était établi à la tête depuis six ans et avait résisté aux moyens ordinaires. Durant le traitement, cinq esquilles, dont l'une était comme une pièce de cinq francs, sortirent de la plaie, qui fournissait toujours une suppuration abondante. Après quatre mois de l'usage non interrompu du magnétisme et de l'eau magnétisée, la guérison fut complète.

On a consigné encore des guérisons d'ulères chroniques aux jambes, de caries en divers endroits. Parmi les guérisons de caries osseuses, une des plus belles est celle opérée par Puységur, sur un militaire condamné à l'amputation de la jambe par Larrey.

Les anciens auteurs mentionnent aussi les succès obtenus dans les traitemens de fistules établies en différentes parties du corps. Parmi ces cas pathologiques, celui de Mad. Perrier, qui portait plusieurs fistules au rectum avec rétrécissement de l'intestin, est à remarquer. Cette malade avait été inutilement traitée par Sabatier, Dubois, Boyer; devenue somnambule, elle dirigea seule avec son mari sa maladie, et se guérit sans moyens chirurgicaux.

Les indications des malades somnambules ont été très-souvent en opposition avec celles des médecins, et quelquefois de la façon la plus singulière. Ainsi, le docteur Koref cite le fait suivant :

« Pendant un voyage qu'une malade fit loin de moi, elle se luxa le fémur, et à son retour, l'ayant mise en somnambulisme, elle m'assura qu'elle se l'était remis elle-même dans un accès de somnambulisme qui avait été rappelé par la douleur qu'elle avait éprouvée. Quand je la vis, je lui trouvai la cuisse immobile par la douleur de la partie supérieure, la hanche tuméfiée, luisante, rouge et brûlante. On ne pouvait imprimer le moindre mouvement à ces parties sans lui arracher des cris; mais, dans le somnambulisme, je la voyais se lever, marcher avec la plus grande facilité, exécuter sans peine des mouvemens rotatoires; et, pendant ce violent exercice, le gonflement, la dureté, la rougeur et la chaleur de la hanche disparaissaient pour se reproduire aussitôt la cessation du somnambulisme. Elle rendait raison des mouvemens auxquels elle se livrait, et disait que c'était pour ne pas laisser solidifier les humeurs dans la capsule et pour empêcher qu'il ne se formât une ankylose. Elle dirigea seule son traitement et se guérit parfaitement. »

En vérité, ne faut-il pas croire que la chirurgie, comme la médecine, a besoin de s'éclairer de la lumière du somnambulisme, et de s'aider de l'action curative du magnétisme?

Ce que j'ai dit sera déjà peut-être difficilement admis, et pourtant je n'ai pas encore parlé de l'insensibilité aux opérations chirurgicales? Il faut cependant le faire connaître ce bienfait inappréciable, auquel peuvent prétendre quelques malades privilégiés ! Perdre une dent, un doigt, un sein, une cuisse, et ne pas le sentir! c'est écrasant, j'en conviens, mais qu'y faire? *cela est!*

On sait que, lors des expériences faites sur le magnétisme dans les hôpitaux de Paris, des moxas, des synapismes et d'autres genres de supplices furent appliqués aux malheureux somnambules de Dupotet, de Robouam, de Georget, de Foissac, pour constater l'insensibilité, et qu'elle fut invincible.

On sait que plusieurs médecins ont fait extraire des dents dans l'état magnétique, sans que le malade en souffrît aucunement.

Le docteur Filassier rapporte qu'une femme qui n'avait jamais voulu se faire opérer d'une tumeur qu'elle avait au cou, tant elle redoutait l'instrument tranchant, se soumit à l'opération pendant qu'elle était en somnambulisme. Cette tumeur, assez saillante, qui avait deux pouces de longueur sur un de largeur, fut enlevée lentement, et le pansement fut fait sans exciter la moindre douleur.

En France, l'opération la plus importante est celle du docteur Cloquet sur Mad. Plantain, magnétisée par le docteur Chapelain.

Cette dame fut opérée chez elle et *non dans un hospice*. Le sein droit ulcéré fut extirpé, les ganglions de l'aisselle disséqués, des ligatures appliquées, sans que le visage, la respiration, la voix, le pouls enfin révélassent une sensation quelconque ; et la malade, pendant ce temps, s'entretenait avec l'opérateur.

A Condom, canton du département du Gers, un métayer de M. de la Bordère était atteint d'un abcès par congestion dans l'aine. Magnétisé par M. de Brivasac, il fut insensible, et le docteur Larieu, assisté du docteur Rocque, ouvrit l'abcès et détruisit diverses adhérences avec lenteur et précaution, vu le passage de l'artère crurale dans la tumeur ; durant ce temps il fut impossible de remarquer un signe de sensibilité.

Je n'ai eu jusqu'à présent occasion d'utiliser l'insensibilité que l'on peut établir sur certains magnétisés, que pour des saignées et des perforations d'oreilles. J'ai vu M. Bosonnet, dentiste, extraire une molaire très-solide à la mâchoire supérieure, et je n'ai pu apercevoir le plus léger frémissement dans les traits, dans les mains, qui étaient pendantes, et dans toute la jeune personne, qui avait été magnétisée par son frère.

Le phénomène de l'insensibilité n'est pas facile à produire ; d'abord ce n'est jamais, ou du moins très-rarement, dès la première magnétisation que l'insensibilité s'établit ; ensuite il est certains sujets sur lesquels on ne peut l'obtenir que dans la période de sommeil ; c'est-à-dire qu'aussitôt le développement de la lucidité ils perçoivent, malgré tout, les sensations. Avant d'exécuter une opération, il faut bien s'assurer de l'insensibilité, car on risquerait d'épouvantables convulsions. S'il y a somnambulisme, il faut consulter l'individu et s'entendre avec lui sur tous les points nécessaires. Il y a d'autres somnambules sur lesquels il est impossible d'annihiler la sensibilité ; quelques-uns même l'ont très-exaltée. Mais quand on n'aurait qu'un succès sur cent essais, ce serait toujours un progrès pour l'humanité et une découverte physiologique très-intéressante pour la science.

Beaucoup de médecins de haut mérite ont reconnu l'existence de l'insensibilité établie sur certains somnambules, et le parti que l'on peut en tirer. Le professeur Andral s'exprime ainsi :

« J'affirme que, sous l'influence de certaines manœuvres magnétiques, par lesquelles l'individu devient somnambule, *il perd toute sensibilité*. En même temps, il y a isolement complet des personnes et des choses environnantes, tandis que le rapport existe avec celui qui magnétise. » (*Pathologie interne*. — Tome III, page 345.)

Je bornerai aux développemens que je viens d'exposer mes réflexions sur la médecine du magnétisme, me réservant de suivre d'une manière plus méthodique et plus complète son application à chaque maladie. Ce travail ne pouvait trouver place ici.

Que la critique n'aille pas s'efforcer de faire croire que, par ce que nous venons d'écrire, nous avons voulu doter toutes les maladies d'un remède unique et infaillible. Cette ridicule et perfide insinuation est trop peu sensée pour que nous cherchions à nous prémunir contre elle des armes du raisonnement. — Nous reconnaissons qu'il se rencontre des maladies incurables par le magnétisme, et que des somnambules ne peuvent, *parfois*, se guérir eux-mêmes, pas plus que ceux qui les consultent, attendu que tout doit mourir.

J'ai cherché seulement dans ce chapitre à

faire pressentir l'utilité de cette nouvelle médecine, en examinant ses principes physiologiques, et en citant, parmi de nombreuses observations, celles qui pouvaient aider à démontrer les prétentions de notre doctrine et sa supériorité sur celle de l'école actuelle.

Il reste aujourd'hui une nouvelle pathologie à édifier; que de plus savans que moi comprennent la tâche et l'accomplissent!

IV.

Procédés magnétiques.

Modifier l'électricité dynamique d'un organisme, ainsi que le mode de circulation de cette électricité, telle est la fin à laquelle tend toute magnétisation. Pour opérer cette action, le moyen le plus simple, le plus puissant, le plus prompt, c'est de *vouloir* qu'il en soit ainsi, mais le vouloir d'une volonté calculée, réfléchie et persistante. Cette *volonté*, exprimée et dirigée *en face* d'un individu qui veut bien s'abandonner à vous, détermine toute la série des phénomènes que nous avons exposés.

L'expression de l'intention qui vous anime doit se traduire par des signes lors des premiers essais magnétiques ; plus tard elle n'a plus besoin de se manifester, car la puissance intime qui s'anime dans votre cerveau rayonne autour de vous et atteint de ses *forces* l'objet qu'une sympathie d'un nouvel ordre physique rend un centre d'attraction.

Les signes ont une valeur intrinsèque; ils tendent à faire des nerfs du sujet un prolongement immédiat de ceux du magnétiseur. Pour cela un contact presque direct est nécessaire; le plus naturel est celui que l'on opère en prenant les mains du magnétisé par les pouces, en passant lentement les mains devant le tronc, en posant les doigts au bas du front entre les sourcils et à l'épigastre. Ces procédés, dirigés méthodiquement, amènent en moins d'un quart d'heure un effet sensible, s'il y a disposition à l'influence magnétique.

La prise des pouces, que Deleuze a adoptée, jouit d'une puissance réelle. Elle doit être continuée cinq minutes, pendant lesquelles la volonté doit chercher à *infiltrer* par les bras le fluide qu'elle sait émettre, en même temps qu'elle embrasse tout le corps dans la pensée d'une saturation générale.

Des somnambules que je magnétisais sans ces moyens les réclamèrent, me priant de leur presser les pouces entre les miens et les autres doigts. Ils disaient éprouver par là un sommeil plus profond.

« Estelle, somnambule du docteur Despine, voulait qu'il appuyât le bout de ses pouces contre l'extrémité des siens, et son indicateur sur l'articulation qui joint le pouce au métacarpe. »

Les passes qui longent la poitrine passent devant les nerfs pneumogastriques, et agissent parfois d'une manière très-énergique sur la respiration. Lorsque la main remonte, la volonté doit se suspendre, pour ne pas imprimer un mouvement de reflux dans la circulation nerveuse ; autrement on court risque de déterminer les angoisses les plus cruelles. Ce moyen peut bien être pris pour des gens que l'on trouve rebelles par leur force physique ou par leurs malveillantes dispositions ; on obtient ainsi des effets plus marqués, mais toujours faut-il quelque disposition naturelle.

Est-ce donc là tout le secret ? Oui, tout ce qu'il faut pour agir sans désordres ; mais pour produire un effet magnétique à quelque prix que ce soit, oh ! il en faut bien moins encore...... Voulez-vous à la seconde anéantir l'individu qui vous parle, sans se douter de rien ? Eh bien! excitez durant quelques instans votre volonté, accumulez-la dans votre cerveau, puis subitement, lancez-la à la tête de celui que vous voulez surprendre, projetez cette foudre avec un mot, un seul mot, *trouvé par l'abbé Faria*, et à la minute votre sujet tombera frappé d'une convulsion légère, imperceptible même, et il aura perdu la possession de son état normal. Alors, pour que cette perturbation nerveuse amène la crise magnétique parfaite, envahissez aussitôt tout l'organisme de votre électricité, et en peu de minutes le sommeil magnétique sera complet; il sera calme comme celui que les procédés ordinaires procurent en plus de temps.

Quand on n'a pas vu ce genre de magnétisation, on ne peut s'en faire une idée, et quand on l'a vu, qu'on l'a fait, on frémit dans la crainte de ce qui pourrait arriver. Qu'on s'imagine une personne inexpérimentée dans le magnétisme, produisant cette espèce de foudroiement! La frayeur s'emparera d'elle, elle voudra faire cesser cet état et remettre le magnétisé dans la veille, sans se douter qu'elle court risque de donner lieu à de graves accidens. Je conjure donc de ne jamais tenter ce mode de magnétisation.

La méthode que nous avons indiquée comme la plus sûre offre pourtant aussi des dangers. Mais ces dangers ne surviennent jamais que par une impéritie complète, ou par des tentatives d'expériences imprudentes et au-dessus des forces des magnétisés.

Si par exemple vous faites avec trop d'énergie les mouvemens de flux et de reflux dont j'ai parlé, si vous ne magnétisez que la tête ou seulement la poitrine, ou bien que vous réveilliez trop brusquement, avant un temps de sommeil suffisant, et qu'alors vous vous contentiez de voir le magnétisé les yeux bien ouverts et la parole bien libre, sans vous occuper de lui enlever l'engourdissement qui lui reste dans les jambes, oh ! si vous agissez ainsi, vous pouvez faire naître de graves accidens.

Quand, après le sommeil magnétique, le somnambulisme sera venu, et que vous aurez pris les précautions dont j'ai parlé dans le deuxième chapitre, alors vous voudrez réveiller votre magnétisé. Ce qu'il faut pour cela c'est encore le vouloir et en avertir le somnambule, car s'il n'y donnait pas son consentement, ce serait difficile pour vous et nuisible pour lui. S'il n'y a que sommeil magnétique, c'est par mille circonstances, en rapport avec le but que l'on s'était proposé en magnétisant, que l'on est guidé. D'ordinaire, un quart d'heure de sommeil est insuffisant, trois quarts d'heure font le terme moyen. Une fois donc décidé, vous n'éveillerez ni brusquement ni impérativement; cela entre les mains de tous est aussi pernicieux que la méthode de Faria pour endormir; mais c'est lentement que vous soutirerez par les membres le fluide dont vous aviez saturé le système nerveux du magnétisé. Faisant de même pour la tête et pour l'estomac, en dix minutes le magnétisé doit être parfaitement remis; il ne doit garder aucune gêne, aucune céphalalgie, aucun tremblement.

Lorsqu'au premier essai l'on tombe à une organisation très-impressionnable au magnétisme, il arrive souvent qu'après quelques minutes d'action l'agitation nerveuse que nous avons indiquée comme nécessaire, mais comme étant violente sur quelques individus, vient à se déclarer. Ce spectacle si nouveau, si étrange pour celui qui est sans habitude, alarme le magnétiseur et le porte à chercher à rétablir le calme de l'état de veille. Eh bien ! ce réveil précipité coupe au milieu de son intensité la crise magnétique, et au lieu de remettre l'individu dans son état premier, on le laisse dans une demi-crise dangereuse. Il faut donc se garder de ces réveils subits, et donner libre cours à la crise qu'on a sollicitée ; rien de fâcheux ne peut survenir si *vous vous possédez* et si vous êtes pénétré de tout ce qui précède.

Plusieurs fois j'ai été appelé pour remédier à de pareils désordres, et j'en ai vu de très-compliqués qui ont demandé beaucoup de peine pour être réparés. Entre autres malheurs de ce genre, je vais citer un des plus récens :

Un médecin avait pour coup d'essai mis en somnambulisme une jeune femme. Il voulut obtenir en quelques jours les effets de la plus grande lucidité. Chaque séance du reste répondait aux désirs du magnétiseur ; mais les assistans eurent l'imprudence de *rapporter* à la jeune femme les hauts faits de son sommeil. Ces récits lui troublèrent l'esprit, et un jour surtout où sa tête était vivement préoccupée de ces choses étranges, elle fut magnétisée plus énergiquement que d'habitude, et sans méthode.

Le magnétiseur fit ces passes en *remontant*, ce que nous avons si bien défendu, et bientôt des convulsions survinrent. Leur force jeta l'alarme dans le magnétiseur, peu habitué à ces phénomènes. Pour faire trève à ces épouvantables crises nerveuses, poussé par les assistans, il rompit l'état magnétique. Mais ce fut pis..... Deux hommes ne pouvaient contenir la pauvre femme sur un matelas où ils l'avaient jetée. Enfin heureusement le magnétiseur pensa à replonger sa convulsionnaire dans l'état magnétique; alors le calme arriva, et la somnambule donna une leçon utile pour l'avenir à son magnétiseur; elle lui prédit que des accès semblables reviendraient à heures fixes, deux fois par jour, pendant quatorze jours!...... et qu'il n'était aucun moyen de prévenir ces accidens.

On prit son parti. Le soir, à l'heure indiquée, l'affreuse crise reparut, et pour tout espoir, pour tout remède, elle trouva qu'en la magnétisant chaque fois une demi-heure avant l'accès, on en modérerait la violence.

Mon confrère vint m'initier à sa mésaventure et me demander conseil. Je voulus voir les choses, et lendemain j'assistai à la scène annoncée. La somnambule me défendit de l'approcher, sous peine d'accroître ses souffrances ; j'obéis à cet ordre, mais je résolus de la soumettre à mon action entre les deux accès. Au milieu de la journée, je magnétisai donc avec tant de prudence, avec tant de soins la malade, que je la mis en somnambulisme, après une demi-heure de passes à grands courans, cherchant par là à saturer graduellement et partout en même temps l'ensemble de l'organisme.

Une fois la lucidité venue, je reçus la confession du magnétiseur; mais je n'obtins aucune réponse satisfaisante sur les moyens à prendre pour éviter les vingt-quatre accès qui devaient encore survenir. Je compris que la somnambule était moins lucide qu'on l'avait pensé, et je me fis son maître, sans plus m'embarrasser de ses sinistres prédictions. Je lui intimai d'une voix tonnante, et par une volonté qu'on n'a que dans ces momens-là, je lui intimai l'ordre de tomber endormie le soir même, à six heures, et de ne s'éveiller que le lendemain à midi. Alors, lui dis-je, les deux accès seront évités, et vous serez guérie pour toujours : *allez, réveillez-vous !*

Bien remise, je la renvoyai, accompagnée de sa mère, à laquelle j'avais recommandé de la coucher dès que le sommeil l'aurait prise.

Le soir, à sept heures, mon médecin arriva pour aller près de sa malade. Je lui contai ce qui s'était passé. Mais sa foi au magnétisme n'allait pas jusque-là ! Nous nous rendîmes à la maison.

— « Et votre fille ? disons-nous à la mère.

— « A six heures elle s'est endormie ; je l'ai mise au lit, et elle dort. »

Le lendemain, nous allâmes encore visiter la jeune femme. Il était onze heures. C'était l'heure fatale ! mais la malade reposait toujours !...... A midi, elle s'éveilla, et les jours suivans elle n'eut plus ses terribles convulsions.

J'ai parlé plus haut du danger que pouvait présenter l'expérience de paralysie et de catalepsie que l'on établissait à volonté sur les membres du somnambule, phénomène que l'on pouvait faire continuer dans l'état de veille.

J'ai connu une dame, somnambule très-impressionnable, qu'une de ses amies avait cherché à magnétiser par plaisanterie. Quelques gestes suffirent pour produire le somnambulisme. On s'amusa beaucoup, on rit long-temps; la magnétiste, fière de sa puissance, la démontrait à la société en arrêtant la voix de la somnambule au milieu d'une phrase et en paralysant tel ou tel membre. Le temps vint de réveiller, et l'instant en fut maladroitement choisi à la suite d'une de ces paralysies instantanées.

Le réveil fut difficile, car la dame était loin de connaître le magnétisme; enfin, après des peines infinies, les sens furent rendus à leur état normal; mais la parole ne reparut pas. Troublée, hors d'elle, la magnétiste augmenta le désordre par ses passes confuses et sa détresse; enfin, tout effrayée, elle s'enfuit, abandonnant la pauvre muette, dont l'inquiétude devint affreuse. On courut après les magnétiseurs, et l'un d'eux parvint, après plusieurs heures, à réparer le malheur.

— Voici une lettre d'un pharmacien de La Rochelle, qui rapporte un fait de ce genre :

« Un individu, qui n'avait *nulle notion du magnétisme*, et qui n'y croyait point, s'amusa à actionner du regard, en la tenant par la main droite, une jeune fille de seize ans, qui est assez sensible au magnétisme. En peu d'instans cette demoiselle passa au sommeil. L'incrédule continua d'agir et chargea tellement son sujet que lorsqu'il voulut l'éveiller il n'en put venir à bout. M.... arriva alors, et après s'être mis en rapport avec sa nièce, il tenta les moyens habituels de la dégager. Après bien de la peine, il parvint à l'éveiller; mais il ne put jamais détruire la catalepsie du bras droit, par lequel l'avait tenu son imprudent magnétiseur.

« M.... fort embarrassé, m'amena l'enfant; j'essayai, mais sans succès, de rendre le mouvement au bras. Je l'endormis de nouveau et fis d'autres efforts : vain espoir!

« Le soir, je me rendis chez M..... avec le médecin de l'hôpital militaire. J'endormis encore la jeune fille pour savoir d'elle-même quand on pourrait faire cesser la crise. Elle me répondit que ce serait dans deux jours, mais que demain matin son doigt indicateur se relèverait. En effet, le doigt s'est relevé, mais s'est refermé à midi pour ne plus se mouvoir. Le mercredi, j'ai essayé de nouveau sans succès.

« J'ai en définitive magnétisé ma somnambule ordinaire; elle m'a dit qu'elle seule pourrait bien détruire cette catalepsie; mais que, comme elle en resterait frappée pendant huit jours, cela ne lui convenait nullement.

« Nous restâmes donc plusieurs jours sans savoir que devenir, lorsqu'un soir, en dînant, la jeune paralytique eut une espèce de prévision; elle se leva de table en demandant à être magnétisée sur-le-champ. Endormie, elle dit que sa main allait s'ouvrir, mais que pour cela il fallait un cataplasme, qu'elle composa elle-même de substances les plus bizarrement unies et qu'elle choisit dans la pharmacie de son oncle, qui est vétérinaire. La main s'ouvrit, mais se referma. Quelques jours après elle se fit conduire, en somnambulisme, à ma pharmacie. Là, elle prit elle-même les flacons qu'elle voulait et fit verser les quantités de médicamens qu'elle devait ajouter au premier cataplasme.

« Enfin, après avoir fait usage de ce singulier topique pendant plus d'une semaine, le bras reprit ses mouvemens naturels. »

Ces exemples doivent donc rendre très-circonspect dans l'emploi du magnétisme. C'est une puissance qui, pour demeurer sans effet sur dix personnes que l'on y soumettra, est capable d'impressionner profondément une onzième que le hasard fera tomber sous votre main.

La prudence commande de ne jamais l'essayer pour se moquer de sa non existence, car le plus incrédule peut rencontrer un système nerveux très-sensible et causer les accidens dont j'ai parlé. Cela sera d'autant plus grave que l'ignorance des lois du magnétisme sera plus complète chez l'expérimentateur.

Si une volonté étrangère peut apporter dans un organisme étranger une modification de la nature de celles que nous avons observées dans l'état magnétique, la volonté d'un individu peut aussi produire *sur lui-même* les mêmes phénomènes ; cependant cela est beaucoup plus rare, et le somnambulisme ne se manifeste ainsi que sur les individus chez lesquels cette crise avait été déjà établie par l'action magnétique d'une autre personne. On a toutefois quelques exemples de somnambulisme, spontanément produits par la concentration de la pensée d'individus qui n'ont jamais été magnétisés.

Il est incontestable que la volonté d'un homme, fortement exprimée dans sa propre conscience, jouit sur sa personne d'une certaine puissance. C'est là le secret des instincts domptés, des passions corrigées, des résistances aux douleurs de l'âme, de l'innocuité sur le corps des souffrances physiques, des solutions de travaux immenses. Mais cet ordre d'actions ne sort pas des fonctions physiologiques de l'organisme; ce n'est là que l'intégrité et l'équilibre des puissances physique et morale; tandis qu'il se rencontre des individus chez lesquels une concentration énergique et soutenue de la volonté dérange l'équilibre de la circulation nerveuse, en accumulant vers certains points du système nerveux l'électricité dynamique qui s'y trouvait régulièrement répartie. Cette dérivation nerveuse, ce déplacement de la vitalité, détermine quelquefois l'état somnambulique, qui ne cesse de lui-même qu'après que l'équilibre est revenu.

La volonté, aidée de passes dirigées de certaines manières par l'individu lui-même, agit plus promptement, mais aussi la crise est plus durable, plus forte, et il y a quelques dangers.

Les brames indiens ont, comme je l'ai dit, l'habitude de se plonger ainsi dans une espèce d'extase; les chroniques citent plusieurs exemples de faits semblables sur diverses personnes, et parfois nos somnambules se procurent aussi d'eux-mêmes l'état somnambulique. On sait en effet que beaucoup de somnambules à consultations, surtout à Paris où ce genre de somnambulisme est malheureusement si commun, s'endorment et se réveillent à volonté.

Le docteur Despine ayant dirigé les recherches de ses somnambules vers cette curieuse partie de l'art magnétique, en a obtenu des renseignemens très-précieux que je vais exposer succinctement.

« Ce qui est bien remarquable, c'est que toutes mes somnambules, pour produire cet effet, agissaient sur les mêmes branches nerveuses, sans avoir jamais étudié l'anatomie.

« Micheline, étant dans l'état de somnambulisme, pouvait à volonté se plonger en syncope ou en léthargie. Pour le faire, voici quelle était sa formule :

« *Elle se couchait à plat dos dans son lit; elle croisait ensuite les avant-bras sur la poitrine, et plaçait l'extrémité du medius dans la fossette qui existe au cou, directement au-dessus de la partie moyenne de la clavicule gauche; elle cherchait ensuite le point correspondant de l'autre côté avec le medius de l'autre main, et quand il était trouvé, elle appuyait*, au moment où elle voulait déterminer la syncope, *le bout du doigt sur la fossette en question, et quelques minutes suffisaient pour obtenir l'effet désiré.*

« Toute sensibilité extérieure était alors éteinte ; elle n'était impressionnable par aucun des cinq sens ; on ne pouvait plus s'en faire entendre, ou, si elle entendait, elle ne pouvait plus répondre. Enfin, il fallait nécessairement attendre que cet état finît spontanément.

« Alexandrine a pu différentes fois, au moyen de la *formule de Micheline*, entrer en syncope comme elle. Un jour même elle me fit grand'peur ; elle était au lit, et ses couvertures se trouvaient par hasard amoncelées sous les coudes, de manière à les soutenir contre la chute qui devait survenir aussitôt l'entrée en syncope, par l'effet seul de la gravitation. Alexandrine donc, s'étant procuré l'état de syncope, et ses bras étant retenus dans la position *syncopante*, elle y resta sans pouvoir en sortir. Elle n'en serait jamais sortie si un heureux hasard, que je puis dire providentiel, ne m'eût amené près d'elle.....

Connaissant les effets de la position dans laquelle je la trouvais, je n'eus rien de plus pressé que de lui décroiser les bras et de les placer sur les deux parties latérales du corps; ils étaient déjà froids comme du marbre, la respiration insensible, et les mouvemens du cœur se ralentissaient d'un instant à l'autre; les pieds étaient à la glace, et toute la chaleur vitale se concentrait à l'épigastre et au cœur. J'employai l'insufflation pulmonaire, et quelques minutes après j'obtins de la malade des signes non équivoques qu'elle m'avait entendu : c'était par l'épigastre; mais elle ne pouvait me répondre. Bientôt le retour des forces le lui permit; et c'est toujours dans le somnambulisme qu'elle me fournit les curieuses remarques que je vais tracer ici.

— « Alexandrine, que vous est-il donc arrivé?

— « Je ne sais, mais je me sentais

mourir......... J'ai voulu chercher des passes comme vous m'aviez dit de le faire. Je suis tombée par hasard sur celle qui servait à Micheline pour passer en syncope. Me trouvant sans souffrance dans cet état, je l'ai prolongé un peu plus qu'il n'aurait fallu; mes coudes, arrêtés dans les plis de ma couverture, n'ont pu s'écarter, et quand j'ai voulu le faire, sentant que je m'en allais, je ne l'ai pu et je me suis trouvée sans force......... Je me sentais mourir....... Je me voyais défaillir rapidement, et si vous n'étiez pas venu à mon secours, je serais morte bien certainement d'ici quatre ou cinq heures. » (*Observations de médecine pratique.*)

Le docteur Despine cite encore plusieurs observations semblables, qui sont de nature à jeter de nouvelles lumières sur la pratique du magnétisme et les lois physiologiques qui régissent le système nerveux.

Les réflexions auxquelles nous venons de nous livrer nous font croire à une valeur des *passes magnétiques*. Il est donc possible à l'homme qui souffre de se soulager lui-même, en opérant sur la partie affectée par le moyen de certains procédés. Ces procédés tendent soit à détourner une *espèce de phlogose nerveuse* qui suscite une irritation locale, ou bien à exciter le cours des fluides et prévenir ainsi des accidens plus graves. Je n'admets toutefois cette magnétisation sur soi-même que dans des douleurs qui ne réagissent pas sur l'ensemble des fonctions, et qui permettent à la volonté d'avoir toute sa puissance. Du reste, c'est encore là une faculté spéciale dont chaque individu est fort inégalement favorisé.

N'ayant pas eu l'intention de faire de mon livre un traité pratique de magnétisme, je me bornerai aux réflexions que je viens d'émettre sur les procédés. Mais je préviens celui qui voudrait magnétiser qu'il est une infinité de questions secondaires en apparence et très-importantes cependant, qui seront encore à examiner avant d'obtenir tous les résultats avantageux qu'il est possible d'avoir par la science du magnétisme. Je déclare donc qu'il est indispensable d'étudier les œuvres de Delausanne, de Deleuze et de la plupart des magnétiseurs modernes. Car le magnétisme étant encore à son berceau pour notre époque, il est certain qu'aucun auteur n'a pu traiter la matière avec tous les développemens dont elle est susceptible. Chaque jour de nouvelles découvertes viennent augmenter celles que nous avons obtenues, et il est de toute nécessité de s'y associer pour avoir une idée précise de l'art magnétique et pour l'appliquer avec utilité et sans danger.

MÉTAPHYSIQUE DU MAGNÉTISME.

I.

Prévision. — Providence.

ORPHELINE à viugt-cinq ans, Mlle Emée avait été reçue par une famille que des motifs majeurs forçaient à cette adoption. Le chagrin qu'elle éprouva de la mort de sa mère augmenta l'état de souffrance habituelle de la jeune personne, et bientôt une mélancolie profonde vint achever de miner son existence à demi éteinte par la maladie. L'inutilité des traitemens avait habitué à regarder Emée comme incurable, et tout faisait craindre une mort prochaine.

Des relations médicales m'avaient introduit quelquefois dans la maison, mais jamais je n'avais soupçonné l'existence de cette demoiselle. Elle semblait en effet toucher de si près au terme de la vie, que l'on ne s'en occupait plus guère. D'ailleurs son caractère triste et son amour pour la solitude avaient contribué à légitimer devant leur propre conscience l'abandon où la laissaient ceux qui l'avaient accueillie comme une sœur. Un jour pourtant je pénétrai dans cet appartement, et je vis un cadavre vivant. Cependant, au milieu du délabrement physique, l'esprit restait avec toutes ses forces, peut-être même était-il plus actif; mais ce n'était que pour s'exercer sur les peines de la terre et sur les délices de la vie du ciel. C'est dire qu'Emée était parvenue à ne plus avoir d'intimité qu'avec elle-même, et à demander la mort pour se délivrer de cette vie, vie qui la dévorait par les souvenirs du passé, par l'amertume du présent et par l'espérance si consolante de l'immortalité.

— « Monsieur, dit la malade, est-il nécessaire d'avoir confiance au magnétisme pour guérir? »

Ces mots traduisaient un profond découragement en même temps qu'une résignation sublime. Découragement, parce qu'elle, femme, ne croyait plus guérir et qu'elle ne voulait plus vivre; résignation, parce qu'elle, chrétienne, voulait laisser agir tout ce que la Providence suscitait pour la remettre dans la vie.

— « Non, madame, vous n'avez pas besoin de croire que le magnétisme est quelque chose.

— « Alors, magnétisez-moi si vous le désirez. »

En peu de jours le somnambulisme fut lucide. Une amélioration notable se fit remarquer; la suspension de la toux ramena le sommeil, et les vomissemens arrêtés permirent aux alimens d'être digérés. Cependant des semaines s'étaient passées, et mon expérience me révélait que le mieux devait être plus grand, qu'il fallait alors que la somnambule eût manqué de lucidité. Questionnée de nouveau, elle répondait comme toujours: « Il est possible de guérir, nous faisons ce qu'il faut..... » Mais il y avait dans l'inflexion de la voix quelque chose qui respirait le doute et l'ironie.

Ces magnétisations, jointes à toutes celles que j'étais forcé d'opérer ailleurs, épuisèrent mes forces; je fus frappé d'une grave maladie. Durant ces jours, Emée retomba; c'était la *réflexion* des souffrances de son magnétiseur qu'elle éprouvait. J'ai expliqué ailleurs ce fait. Cette sympathie exquise qui se développe entre les systèmes nerveux doit rendre les magnétiseurs très-circonspects, car ils peuvent inoculer dans leurs magnétisés le principe des douleurs qu'ils souffrent au corps ou au moral. Deleuze et bien d'autres rapportent des exemples des dangers qui résultent d'une magnétisation effectuée par un malade. De vives inquiétudes ou de profonds chagrins peuvent avoir des résultats aussi funestes. Le somnambule ressent les angoisses du magnétiseur avec d'autant plus de douleur qu'il ne sait à quoi attribuer ce bouleversement affreux qui l'opprime. Et pour peu qu'il existe en son esprit quelque disposition à la tristesse ou quelque semence de peine morale, il l'exalte et se trouve ainsi porté à un tel degré de souffrance morale, que la vie lui paraît un lourd fardeau dont il désire se débarrasser.

Une jeune femme avait été somnambulisée devant son mari, dont l'incrédulité fit place à une admiration extrême à la vue des merveilles que produisait la lucidité extraordinaire de son épouse.

Des réflexions profondes sur la nature de l'homme, sur sa vie et son avenir après la mort, s'emparèrent de son esprit, et, l'âme tout agitée de ces pensées, il se retira dans un autre appartement où ses méditations prirent un caractère de plus en plus sérieux. La vie lui sembla amère et chétive, la mort lui parut douce, et, dans l'excitation où il était arrivé, il chercha dans ses souvenirs s'il n'avait pas une arme à sa disposition pour terminer son supplice...... Cette scène, qui semblait n'avoir pour témoin et pour juge que celui qui formulait son suicide, et Dieu qui attendait, se réflétait cependant palpitante et déchirante pour le magnétiseur. Les idées de la somnambule avaient été celles de la mélancolie, celles du découragement ; puis, parvenue tout-à-coup à une exaltation terrible, elle s'écria avec amertume :

— « Oui, si j'avais une arme, je me brûlerais la cervelle!..... »

L'altération des traits de cette femme décelait l'angoisse de son âme; une lutte courte mais poignante termina cette situation pénible. Le sang-froid, l'énergique volonté du magnétiseur avaient triomphé; la somnambule avouait son erreur.

Le mari était rentré aux cris de détresse.

— La cause? répondait la somnambule à son magnétiseur; la cause?..... c'est lui! Ecoute, dit-elle à son époux, tu dois vivre, et tu as été assez lâche pour vouloir mourir.....

Soyez donc calmes et sans souffrances, vous qui magnétisez, car l'action magnétique pure donne la paix et le repos, l'action mauvaise injecte le trouble et l'inquiétude.

Dès que la prudence le permit, Mlle Emée fut de nouveau magnétisée.

— « Que vous m'avez fait de mal, s'écria-t-elle dès qu'elle fut lucide! Oh! cessez de me magnétiser..... Vous ne comprenez pas? eh bien! je vais parler, je le dois...... Un remords me fatigue, et, dans ma vie ordinaire, je ne m'explique pas ce mécontentement que j'éprouve de moi-même; c'est moi qui ai ruiné votre santé...... Je serais guérie si je n'avais lutté contre votre action salutaire....... Je repoussais votre magnétisme, et il rentrait en vous chargé d'un fluide malade et fiévreux; vous, sans défiance, ne vous dégagiez pas, et peu à peu vos organes se sont irrités; puis la fréquence des magnétisations vous a épuisé...... Vous vouliez me faire vivre, moi je ne le voulais pas..... Aujourd'hui, je suis vaincue; votre charité, vos souffrances me forcent à m'humilier et à vous supplier de m'abandonner..... »

Si cette révélation fut cruelle, elle m'éclaircit du moins bien des circonstances que la science avait laissées inintelligibles, et dès lors je compris qu'il fallait me servir de toute la puissance de ma volonté pour arracher de l'esprit de la malade une idée évidemment mauvaise et en réveiller d'autres tout opposées. C'était une tâche difficile, soulevant une grave responsabilité; mais c'était un devoir, et le devoir, consciencieusement accompli, est un acte de vertu.

Emée fut donc amenée à reconnaître son erreur, à désirer guérir et à ne plus s'opposer à l'action de son magnétiseur, et ces changemens moraux ayant passé dans son état de veille, elle arriva promptement à un mieux inespéré.

Plusieurs fois Emée m'avait rapporté qu'elle éprouvait dans la nuit des visions qui ne ressemblaient en rien aux rêves ordinaires, par la fatigue qu'elle ressentait en s'éveillant. Un jour entre autres, elle me dit :

« Je croyais être suspendue dans l'air, sans forme matérielle, mais toute vapeur et toute lumière ; je vous montrais mon corps étendu dans mon lit, en vous faisant remarquer sa pâleur et sa maigreur, car ce n'était plus qu'un cadavre, je l'avais quitté. Vous voyez ce corps, vous disais-je, il est mort, et il sera ainsi dans trente jours. Puis insensiblement cette lumière vaporeuse que je sentais être *moi* se rapprocha du cadavre, s'y unit, et je repris mes sens ; brisée comme après un long et pénible sommeil magnétique. »

Quoiqu'il y eût dans ce songe certains caractères de l'extase, je n'y attachai pas d'importance. Le temps marcha sans qu'il fût jamais question de ce rêve particulier. On n'était plus qu'à huit jours du terme fixé, quand, en somnambulisme, Emée dit spontanément :

« Vous traitez légèrement ma révélation ; ce n'est pourtant pas une illusion ; je serai morte dans la nuit de jeudi. Eveillée, j'y crois assurément moins que vous ; mais maintenant je vois que ma vision était vraie....... L'état où j'entrais dans ces nuits est supérieur à celui où je suis en magnétisme ; je vois alors tout avec une précision incroyable.

— « Si vous avez vu le jour de votre

mort, vous pouvez savoir comment elle arrivera?

— « C'est trop éloigné ; cependant ce sera par un événement tout-à-fait en dehors de ma maladie..... Endormez-moi la veille, c'est indispensable. »

Ce jour-là une circonstance heureuse se présenta. Mad. Laas était à la ville; je magnétisai donc Emée. Elle vit de suite que son amie serait la cause de la catastrophe du lendemain, par un nouveau chagrin qu'elle lui occasionnerait..... Aussitôt elle fut agitée, sa lucidité se troubla ; elle fut prise de fièvre;...... puis tout-à-coup elle s'écrie :

« Eveillez-moi, elle vient;.... revenez à trois heures, je serai seule. »

Cette vision était si spontanée, si ordinaire dans les phénomènes magnétiques ; que je me hâtai de réveiller ma somnambule, croyant que Mad. Laas était proche. Cependant cette dame ne rentra que deux heures après. Emée avait été dupe d'une illusion d'imagination! Cette erreur me tranquillisa, et, me souvenant de faits qui démontraient que souvent les somnambules prennent pour la réalité un produit de leur imagination, je trouvai probable que le reste de la prédiction ne se confirmerait pas davantage. Néanmoins je me demandai si la préoccupation de mon esprit sur l'arrivée de Mad. Laas ne s'était pas réfléchie dans le cerveau de la somnambule, et si cela n'avait pas suscité la vision de l'approche de Mad. Laas.

Je revins à trois heures ; Emée était couchée , souffrante, mais gaie ; je fus seul avec elle et je ne l'endormis pas..... Le raisonnement avait étouffé la foi!

Le lendemain était un jour de fête pour la ville; les hôtes de la maison étaient au plaisir; je pus donc pénétrer seul jusqu'à l'appartement d'Emée..... Elle était au lit , et le lit criait sous les convulsions d'une violente crise nerveuse! Elle était froide, sans pouls, sans connaissance!..... Il fallut une longue et difficile magnétisation pour développer le somnambulisme, encore fut-il de courte durée, la malade exigeant qu'on l'y laissât très-peu.

— « Ayez de la force, ne me quittez pas un instant; magnétisez négativement la tête et l'estomac; attirez puissamment aux extrémités....... Si les accès qui reviendront plusieurs fois dans l'après-midi ne sont pas plus forts dans la soirée, je vivrai.....

« Elle m'a tuée d'une parole!.... »

J'avais affaire à une espèce de fièvre pernicieuse qui, d'après la forme de l'accès que je venais de voir et sur une personne aussi faible, devait, selon les probabilités de l'art, causer la mort d'Emée. Il était trop tard pour se repentir de n'avoir pas cru aux paroles de la somnambule; il restait pour racheter cette faute à puiser assez d'énergie pour triompher des crises nouvelles.

La journée fut désolante et assurait la mort pour la nuit. Toute la nuit le corps resta presque froid, sans mouvement; le cœur battait à peine; il était impossible d'obtenir le moindre signe de connaissance. Cet état de mort était interrompu par des agitations convulsives des mains, qui annonçaient un redoublement d'accès; cela revenait à peu près de trois heures en trois heures.

Les magnétisations, qui eurent lieu quatre fois, faisaient aussi changer de face cette agonie, et alors seulement on savait qu'Emée vivait encore. Elle parlait très-bas, mais avec le même calme, la même justesse que dans sa santé; elle donnait ses avis, motivés sur la marche de la maladie; mais dès qu'on la sortait du somnambulisme, elle redevenait un cadavre sans connaissance, sans pensées! Quel contraste!

Dans cette nuit terrible, à la troisième magnétisation, la somnambule me disait :

« Dieu a relevé vos forces! merci, vous donnez votre vie, mais je vivrai!.... Vous avez *voulu*, sans être ébranlé par l'aspect de la mort, et vous avez vaincu..... »

Elle avait refusé les médicamens que la science conseille.

« Mon estomac est trop malade pour supporter la moindre parcelle de quinine, et si vous m'ôtiez du sang, les accès nerveux redoubleraient de violence; le magnétisme seul, et dirigé comme vous le faites, me guérira; mais ne *succombez* pas d'ici après-demain midi..... »

La confiance et le courage ne m'abandonnèrent pas, et les symptômes alarmans s'éteignirent graduellement. L'état normal de la malade se rétablit au quatrième jour, et ce fut alors que j'osai mesurer les dangers que je venais de franchir. — Guérison qu'on pourrait appeler miraculeuse, opérée par un être encore débile, et dont la gloire doit retourner à Dieu!!

Qui donc n'a pas entrevu toutes les conséquences philosophiques de ce récit?

Signalons seulement ici, pour la développer plus loin, l'œuvre du changement des idées fixées sur le dégoût de la vie et la consommation d'un suicide lentement amené, idées qui ont été modifiées par leurs opposées, sous l'influence de la volonté. Mais arrêtons-nous sur le fait de la prévision de la mort à un mois d'éloignement, par une cause indépendante de la maladie existante.

En disant : « Il ne tombe pas un seul passereau que ce ne soit la volonté de Dieu. — Tous les cheveux de votre tête sont comptés, »

Jésus-Christ a posé le dogme de la prédestination, même dans l'ordre naturel, et l'église chrétienne a imposé la foi à l'action incessante de la providence divine dans les destinées humaines. C'est de la fatalité si l'on veut, mais une fatalité qui n'infirme en rien la liberté de l'homme.

Tout événement a été vu dans la prescience éternelle avec ses causes et ses conséquences.

La vie humanitaire, collective des vies individuelles, n'est que l'ensemble des actions et réactions que chaque individualité subit et fait subir dans sa sphère d'activité.

Si un instinct, un sentiment, une détermination de l'un des membres de la grande famille engendre un fait, ce fait était connu de Dieu, dès le commencement, comme devant naître de la volonté de l'homme et comme devant produire tel résultat.

C'est en vain que l'incrédulité et le raisonnement voudraient s'élever contre ce principe de la foi chrétienne ; les nombreux exemples de prévision offerts par les extatiques les écraseraient.

— Suivant toutes les lois physiques, la mort doit résulter de l'état où se trouvera le cerveau d'Emée au jour qu'elle prédit, et pourtant ce jour n'est pas le dernier de la vie de cette femme dans les décrets de la Providence. Son âme, en extase, a connaissance de l'affreux désordre qui dans un mois va frapper son corps de tous les signes de la mort; elle le voit froid, pâle, roidi, sans pensées; elle juge que cela est la mort, elle le dit; elle voit encore que cette mort sera la suite d'une profonde peine de cœur.

Les temps s'accomplissent ; l'affliction, bien involontaire, bien impossible à soupçonner, même la veille, arrive; le trouble nerveux, l'irritation du cerveau s'opèrent, et l'on voit dans cette nuit fatale un corps roidi, froid, sans battemens d'artères, un corps qui fût devenu en quelques heures le cadavre d'un mort, si la Providence n'avait arrêté qu'une foi brûlante ranimerait les forces épuisées de celui qu'elle avait appelé pour remettre cette femme dans le chemin de la vie!.....

— Mais l'extatique n'est pas morte?

— Non, elle n'avait connu que ce qu'il fallait révéler pour exciter le développement des causes qui devaient remplir sa destinée; sa vision avait été bornée; l'avenir n'avait soulevé de son voile que ce qui était nécessaire...... Probablement une autre extatique eût vu plus loin.

Il arrive assez souvent qu'un somnambule, effrayé des désordres qu'éprouvera son organisme, à certain jour, croit qu'il sera frappé de mort; il voit en effet un corps dans lequel toute vitalité est suspendue, il a conscience de penser dehors ce cadavre, et il n'hésite pas à déclarer sa mort. Ces exemples doivent forcer un magnétiseur à n'abandonner ses ressources que lorsqu'il a constaté une mort bien réelle.

Serait-on tenté de faire rentrer le phénomène de prévision que je viens de rapporter parmi ceux qui intéressent l'organisme, et par là de lui enlever le caractère de vision dans l'avenir? Pour moi qui ai suivi les circonstances, je ne puis accepter cette opinion; mais afin de prouver que ce qui a été avancé sur la destinée n'est point de l'illuminisme, je vais puiser dans d'autres auteurs les faits suivans que je recommande à la méditation des sceptiques.

En février, Mlle Cœline, mise en somnambulisme, me dit (1): « Le 17, à minuit, j'aurai un vomissement de sang, occasionné par un accident qui surviendra ce jour entre neuf et dix heures du soir. » Elle demanda à être saignée immédiatement après, si l'on voulait prévenir le vomissement; mais elle n'en put dire davantage.

Le 17, la famille inquiète était réunie autour d'elle; je m'y rendis également. Neuf heures et demie sonnent; nous nous félicitons intérieurement de ce que la prévision somnambulique est en défaut; lorsque Mlle Cœline, ayant besoin de prendre quelque chose sur la cheminée, se lève, glisse et tombe en avant sur l'angle aigu d'un

(1) Rapports sur le magnétisme, par le docteur Foissac.

poële. Malgré la douleur qu'elle ressentait, je différai la saignée. Le vomissement de sang eut lieu à minuit, et il n'y eut plus moyen de me refuser à suivre tout ce qu'elle se prescrivit.

Quelques jours après, elle prévit qu'elle serait empoisonnée le 11 mars, sans pouvoir faire connaître les circonstances dont ce malheur serait accompagné. Je voyais arriver l'époque avec effroi; cependant la veille elle me dit : « Je ne serai empoisonnée que demain à onze heures du soir; endormez-moi à dix, peut-être je verrai ce que c'est. »

Je me rendis chez elle au moment indiqué; elle était dans son lit. Lorsqu'elle fut en somnambulisme, elle vit que le poison était dans une tasse de lait qu'on avait posée sur sa table de nuit. Voici l'explication du fait : Mlle Céline prenait tous les soirs une pilule de sulfate de quinine; il ne lui en restait plus qu'une seule. Sa mère, croyant la lui donner, versa par erreur dans la tasse de lait une boîte de pilules d'acétate de morphine, dont Mlle Céline avait fait usage un mois auparavant. Je visitai cette tasse à l'instant, et j'y trouvai douze pilules à moitié dissoutes, qui auraient infailliblement causé la mort de la somnambule.

—On doit convenir que ces deux prévisions se rapportent à des événemens fortuits, ou, pour parler un langage plus philosophique, à des événemens dont les causes nous sont inconnues.

Le docteur Teste rapporte dans son *Manuel* deux exemples de prévisions d'événemens qui ont bien rapport à la vie des sujets, mais qui sont complètement étrangers à une cause organique.

« Le 8 mai, dit ce médecin, je magnétisai Mad. Hortense ; ce jour-là, elle était d'une admirable lucidité. Elle découvrait l'avenir, mais dans une seule direction, celle qu'elle devait parcourir. Entre autres choses frappantes, elle nous dit :

« Je suis enceinte de quinze jours, mais je n'accoucherai pas à terme, et j'en ressens déjà un chagrin cuisant. Mardi prochain (12 courant) *j'aurai peur de quelque chose ;* je ferai une chute et il en résultera une fausse couche.

— « De quoi aurez-vous donc peur ? lui demandai-je.

— « Je n'en sais rien, monsieur, pas plus que du lieu où je ferai ma chute.

— « Et il n'y a aucun moyen d'éviter tout cela?

— « Aucun.

— « Si pourtant nous ne vous quittions pas ?

— « Cela n'y ferait rien.

— « Et vous serez bien malade?

— « Oui, pendant trois jours.

— « Savez-vous au juste ce que vous éprouverez?

— « Sans doute: mardi, à trois heures et demie, aussitôt après avoir été effrayée, j'aurai une faiblesse qui durera huit minutes; après cette faiblesse, je serai prise de maux de reins violens qui se prolongeront toute la nuit. Le mercredi matin, je commencerai à perdre du sang, cette perte augmentera avec rapidité et deviendra très-abondante. Cependant elle ne me fera pas mourir. Le jeudi, je serai beaucoup mieux, je pourrai quitter mon lit, mais le soir, à cinq heures et demie, j'aurai une nouvelle perte qui sera suivie de délire. La nuit sera bonne; mais le vendredi soir j'aurai perdu la raison. »

Sans croire explicitement à ce que Mad. Hortense nous disait, nous étions tellement frappés que nous ne songions plus à l'interroger. Cependant son mari, vivement ému, lui demanda avec une indescriptible anxiété si elle serait long-temps en démence.

— « Trois jours, répondit-elle avec un calme parfait. » Puis elle ajouta avec une douceur pleine de grâce : « Va, ne t'inquiète pas, je ne resterai pas folle ; je souffrirai, voilà tout. »

Mad. Hortense fut éveillée, et comme d'usage elle ne garda aucun souvenir de ce qui s'était passé dans son sommeil. Lorsque je fus seul avec M***, je lui recommandai expressément de garder le secret, surtout avec sa femme, sur des événemens qui, bien que chimériques peut-être, seraient pourtant capables de l'affecter péniblement si elle en était instruite.

Le mardi fatal arrivé, *la peur* de Mad. Hortense était l'unique chose qui m'occupait. Lorsque j'arrivai chez cette dame, elle déjeûnait en société de son mari, et me parut dans les meilleures dispositions du monde.

Le déjeûner fini, Mad. Hortense fut magnétisée et s'endormit bientôt.

— « Comment allez-vous ?

— « Très-bien ; mais ce n'est pas pour long-temps.

— « Comment cela? »

Mad. Hortense répéta sa phrase sacramentelle du vendredi : « Entre trois et quatre heures, j'aurai peur de quelque chose; je ferai une chute; il en résultera une perte abondante.

— « Alors, madame, si ce que vous dites se réalise, il faut admettre une fatalité dans les événemens qui nous arrivent?

— « Oui, monsieur.

— « Et il n'est aucun moyen de se soustraire à cette fatalité?

— « Aucun. »

A cela je n'avais pour le moment rien à répondre; il fallait attendre, et j'attendis.

Eveillée, Mad. Hortense ne se rappelle rien, et son visage, assombri par les visions de son sommeil, reprend toute sa sérénité habituelle.

Son mari et moi, bien décidés à ne la plus quitter d'une seconde, nous observons jusqu'à ses moindres mouvemens. Nous fermons hermétiquement les croisées dans la crainte que quelque accident survenu dans la rue ne vienne à réaliser la prophétie;

enfin, si l'on sonne, c'est un de nous qui va recevoir à l'antichambre.

Il était un peu plus de trois heures et demie; Mad. Hortense, qui s'émerveillait des petits soins dont elle se voyait entourée, et qui ne pénétrait point le mystère de nos précautions, nous dit en se levant du fauteuil où nous l'avions fait asseoir :

— « Me permettrez-vous de me dérober un instant à votre inconcevable sollicitude ?

— « Où prétendez-vous aller ? m'écriai-je avec un air d'inquiétude que je n'aurais pu dissimuler.

— « Eh ! mon Dieu ! qu'avez - vous ? Pensez - vous que j'aie des projets de suicide ?

— « Non, mais..... je sens que je suis indiscret; mais votre santé m'intéresse.

— « Alors, raison de plus pour me laisser sortir, reprend-elle en riant. »

Le motif était plausible, et il n'y avait guère moyen d'insister. Cependant M***, qui voulait pousser la chose jusqu'à son comble, dit à sa femme :

— « Eh bien! mon amie, me permettras-tu de t'accompagner jusque là ?

— « Comment! mais c'est donc une gageure ?

— « Précisément. »

Mad. Hortense nous regarde tour à tour, et reste bien loin de deviner.

Elle accepte le bras de son mari et sort en éclatant de rire.

Moi aussi je riais, et pourtant j'éprouvais je ne sais quel pressentiment que le moment décisif était venu. Je ne songeai pas à rentrer dans l'appartement pendant leur absence, et je restai comme un suisse à la porte de l'antichambre, où je n'avais que faire.

Tout-à-coup un cri perçant se fait entendre, et le bruit d'un corps qui tombe retentit sur le perron. Je monte en courant; à la porte des lieux d'aisance, M*** tient sa femme éperdue, mourante entre ses bras. A l'instant où elle venait de quitter le bras de son mari pour entrer dans le cabinet, un rat (Mad. Hortense a de ces animaux une horreur incroyable), un rat, là où depuis vingt ans on n'en avait pas vu un seul, s'était présenté à sa vue, et lui avait causé une terreur si vive et si soudaine qu'elle en était tombée à la renverse sans qu'il y eût possibilité de la retenir.

Voilà le fait tel qu'il s'est passé, je le jure sur mon honneur.

Le premier point de la prédiction s'était réalisé ; le reste s'accomplit avec la même exactitude. »

— Qui oserait, après de semblables faits, se croire l'arbitre de sa propre destinée? Et comment définir la vie humaine ? Ne sommes-nous pas forcés de reconnaître la vérité de ces paroles écrites dans les livres sacrés :

« La sagesse divine conduit chaque chose depuis son commencement jusqu'à sa fin, avec une force que rien ne peut entraver, et elle dispose tous les événemens. » (*Sap*. 8, 1.)

L'observation suivante, qui tend au même but, est encore de l'estimable confrère que nous venons de citer :

« J'étais allé, dit M. Teste, faire ma visite accoutumée à Mad. B....... Je la trouvai occupée à essuyer et à mettre en ordre de fort belles assiettes de porcelaine ouvragée, sur lesquelles je ne pus m'empêcher de la complimenter.

Quelques instans après, Mad. B..... était en somnambulisme. Elle se mit à parler d'elle-même, avec volubilité et sur un ton aigre, de choses sans suite et n'ayant aucun rapport avec ce qu'on lui disait.

— « Ah! je suis bien malheureuse...... Malheur sur malheur, voilà tout ce qui m'arrive.

— « Eh! madame, c'est votre faute!

— « Vous croyez?..... Ah! ces *chiennes* d'assiettes?

— « Qu'est-ce donc qu'elles vous ont fait?

— « Elles m'ont fait que j'en ai cassé une.

— « C'est dommage, mais cette perte ne vaut pas la peine que vous vous en chagriniez.

— « Pardi! avec vous, la maison brûlerait qu'il faudrait en rire..... »

Mad. B..... continua sur le même ton, me parla de sa maladie, et fut réveillé .

— « Eh bien! lui dis-je alors, lorsque tout-à-l'heure je vous félicitais sur le bon goût de votre porcelaine, j'ai dû, bien involontairement, vous navrer le cœur, car j'ignorais que vous eussiez brisé une de vos assiettes.

— « Brisé une de mes assiettes! répliqua-t-elle avec une inimitable expression de terreur, que le bon Dieu m'en préserve! J'y tiens plus qu'à mes yeux!

— « Une autre que vous peut-être a commis la maladresse, mais....

— « Personne n'y a touché que moi, et vous allez en avoir la preuve..... »

Mad. B...... compte et recompte ses assiettes jusqu'à la douzième; il n'en manque pas une.

Cela me parut étrange. Je laissai Mad. B..., et pris congé d'elle.

Or, je n'avais pas descendu la moitié des marches, que le bruit d'une pièce de vaisselle qui se brise en tombant sur un parquet retentit au-dessus de ma tête. Je remonte, et je trouve Mad. B.... pleurant à chaudes larmes.

Une de ses précieuses assiettes venait à l'instant même de lui échapper des mains. Mad. B..... avait pris, dans son sommeil, l'avenir pour le passé. »

— Cette anomalie magnétique, qui semble au premier coup-d'œil contraire au phénomène de prévision, confirme cependant le principe de la liaison des événemens dans la longue période de vie que doit parcourir l'humanité. Cette insouciance de la valeur du temps, qui laisse voir à une somnambule un fait à venir comme déjà accompli, démontre que ce fait existe avec ses causes et ses conséquences, et qu'il est comme latent dans l'avenir, qui n'est plus le néant, mais bien l'ensemble des lois qui conduisent le *monde* au but où l'Eternel le veut amener.

L'avenir n'est pas seulement le propre de Dieu, il n'est pas seulement contenu dans sa prescience divine et infinie ; il est en Dieu et hors de Dieu; il est, si l'on peut s'exprimer ainsi, autour de lui; c'est une expansion de sa prescience, comme l'Esprit de vie des mondes est l'expansion de l'esprit divin. L'âme humaine, qui est intelligence, qui est image de l'être, peut donc s'unir à l'avenir, le sentir et le comprendre, comme elle peut, elle qui est lumière, entrer en conjonction avec l'Esprit de Dieu, la lumière incréée.

Il y a cependant une grande différence entre la conjonction de l'âme humaine avec l'avenir, et celle qu'ont opérée les prophètes sacrés. Dans la prévision naturelle ou extatique, la révélation se borne à un ordre de faits qui ne concerne que l'individu ou tout au plus celui auquel il s'intéresse vivement. Le cercle dans lequel l'extatique exerce la faculté de prévision se trouve donc fort peu étendu.

Chez le prophète sacré, la prévision est en dehors de sa personne ; elle se rapporte ordinairement à des événemens souvent très-éloignés du présent, à des événemens qui intéressent les destinées, la vie morale, religieuse et politique de tout un peuple. De plus, la manière d'être durant l'acte de prévision est tellement différente, qu'à ce caractère seul il est facile de distinguer le prophète inspiré de l'extatique agissant par sa propre virtualité. En effet, les prophéties surnaturelles sont révélées dans l'état de veille normale ; l'homme a ses facultés ordinaires, il voit et entend chacun, il parle à tous et il se souvient de ce qu'il annonce. L'extatique au contraire ne peut prédire que lorsqu'il entre dans la crise ; il est isolé pour tous ceux dont il ne s'occupe pas, et il oublie presque toujours ce qu'il a dit.

Je sais qu'il y a des faits exceptionnels fort remarquables qui ont présenté des individus pour lesquels l'extase était devenue un état presque normal, et qui pour y entrer n'avaient qu'à le désirer. Alors la révolution physiologique s'opérait sans que l'observateur remarquât aucun changement dans l'habitude de ces personnes, et cependant elles acquéraient tout-à-coup les facultés de l'état extatique.

Dans ces exemples, bien rares du reste, les individus avaient été antérieurement sollicités à la crise extatique par des causes physiologiques, et dans deux faits dont j'ai connaissance, le magnétisme avait été la première cause.

Quelques autres extases n'ont eu, il est vrai, aucune explication physiologique, mais s'ensuit-il qu'il y avait réellement inspiration surnaturelle? Probablement, car c'est parmi ces extases à caractère prophétique que se rangent celles de Jeanne d'Arc, de Savonarole, du P. Beauregard, de Cazotte, de Martin, et leurs prévisions portaient sur des événemens d'intérêt général et de haute moralité.

Je ne trouve donc dans le phénomène de prévision, offert par les prophètes sacrés et par les extatiques du magnétisme, que le caractère de l'analogie, sans pouvoir l'attribuer à la même cause.

II.

Influence morale. — Spiritualisme.

Quand j'ai dit que je reviendrais à examiner ce que peut le magnétiseur sur les idées des somnambules, je ne me suis pas dissimulé que c'était là une haute question de morale à traiter, et j'ai craint de porter un coup à la vérité que je défends.

Cependant n'est-ce pas un devoir pour moi, qui aborde le magnétisme à son point de vue philosophique, de descendre dans ses plus profonds mystères, pour les mettre à nu devant les intelligences et leur montrer les sentiers qui, tout en menant à la sagesse, n'en serpentent pas moins le long de précipices dangereux.

L'homme apporte en naissant vice et

vertu ; l'étoufferez-vous, dans la crainte qu'il ne devienne criminel?... Entourez-le au contraire de soins vigilans, démasquez ses mauvais instincts pour que l'on s'en méfie, et alors, ou vous ferez un être bon et utile, ou vous paralyserez ses pernicieuses tendances.

La modification du moral par le magnétiseur n'est possible que dans le somnambulisme, et elle n'est alors qu'une extension de la faculté qu'il a de pervertir et de déplacer les sens ; dans ce cas en effet son mode d'action est tout physiologique; et cette action s'opère soit sur les centres nerveux de la vie organique, soit sur les parties de l'encéphale qui reçoivent les nerfs sensoriaux.

Pourquoi maintenant l'action qui modifie si profondément les facultés sensoriales ne s'étendrait-elle pas aux masses cérébrales qui sont affectées aux instincts, aux sentimens et à l'intelligence ? Il faut bien que cela soit ainsi, c'est-à-dire que l'influence d'une volonté étrangère sur les idées, les affections et les penchans ait une cause toute physiologique, car ce n'est pas le *moi*, l'être essentiellement pensant et actif que l'on modifie, mais bien ses organes de relation.

Je comprends qu'il s'élève ici de graves réflexions de métaphysique; mais qu'y faire? que dire devant des faits qui viennent éclairer enfin le mystère de la vie intellectuelle de l'homme?

Les bases de la phrénologie se trouvent donc confirmées expérimentalement sans que la doctrine du spiritualisme en souffre aucunement. Celle-ci subira certaines modifications, mais elle régnera toujours en souveraine, parce que tout est sorti de Dieu, que Dieu est esprit, que tout doit retourner en lui et devenir esprit, ou du moins participer aux prérogatives de l'esprit. L'esprit s'est bien soumis à la matière! pourquoi la matière ne serait-elle pas un jour soumise à l'esprit? L'âme humaine est bien esclave du cerveau durant la vie terrestre; pourquoi celui-ci ne deviendrait-il pas à son tour sujet passif? L'âme pouvait-elle ne pas être l'esclave, quand les centres organiques qui la mettent en rapport avec la matière sont des composés, par là altérables, et ensuite incapables de conserver leurs rapports intacts. Aussi, quelle douleur vous saisit au cœur quand vous parcourez une clinique de maladies du cerveau! Toujours le moral troublé, la pensée pervertie, impuissante à se formuler! Passions, folie, idiotisme!!... Et toutes ces monstruosités d'accord avec des altérations locales du cerveau! N'y avait-il pas là de quoi faire des phrénologistes matérialistes?...... Et pourtant une étude consciencieuse du somnambulisme renverse non pas la phrénologie, mais du moins ses prétentions sur la génération des pensées par le matras céphalique!

Comment persévérer en effet à faire naître la pensée du cerveau, quand un fou, un idiot, un moribond, chez lesquels l'organe soi-disant générateur de la pensée est, à l'examen de tous, dans les conditions de désorganisation et d'anéantissement complet; quand, dis-je, ces momies vivantes viennent à recouvrer subitement les facultés intellectuelles? Jamais, assurément, un physiologiste n'a cru, d'après son système, qu'il pût exister dans cette tête une pensée lucide. Eh bien! somnambulisez, et, à votre stupéfaction, celui que vous regardiez comme privé de ses facultés morales, parce que l'organe spécial était malade, vous parlera avec toute la supériorité de l'extatique.

L'âme, ce *subtratum* actif et essentiellement pensant, est donc indépendante de la combinaison cérébrale! elle vit donc intacte quoique ensevelie sous les signes de la décomposition et du néant!! Faites un pas de plus, et la mort est complète..... Mais ce passage insensible de l'agonie à la mort n'est pas suffisant pour anéantir ce qui, sous de si graves désordres, était tout-à-l'heure plein de vie et de lucidité! L'âme reste donc quand le cerveau ne fonctionne plus!..... Mais qu'est-elle? jouit-elle de toutes ses facultés? a-t-elle puissance de les manifester et de connaître, lorsqu'elle manque de points de contact avec le monde extérieur? Demeure-t-elle force latente en attendant que la transformation de la chair promise par le Christ s'accomplisse? Cette dernière opinion, qui semble être celle des premiers pères de l'église, satisferait à tout, car les exigences de la physiologie seraient comblées.

— Nous avons vu plus haut Mlle Emée saisie d'un découragement si profond et d'une détermination si impérieuse de se laisser mourir, que les effets des magnétisations se trouvaient annihilés et ne faisaient que la tourmenter en la livrant dans son somnambulisme à une lutte douloureuse avec elle-même.

Cette viciation de sentiment et d'instinct s'éteignit par l'excitation physiologique des tendances opposées, malgré le chagrin et les tentatives de résistance de la malade, qui sentait parfaitement l'influence qu'elle subissait, sans pouvoir la neutraliser complètement. La transformation fut longue sans doute, parce qu'il me répugnait de violenter et d'obtenir avec rigueur, redoutant les crises nerveuses qu'une lutte trop opiniâtre eût infailliblement suscitées, de l'aveu même de la somnambule.

Dans une autre occasion, je parvins à un résultat analogue bien plus promptement; mais il fut loin d'être durable, les rapports ayant été interrompus. Voici le fait :

Clémentine, jeune fille de 21 ans, était devenue une somnambule très-remarquable sous l'action d'un magnétiseur qu'elle avait pris en haine, par suite de la brutalité avec laquelle il se faisait obéir. Clémentine, insouciante de l'avenir, incapable d'une réflexion morale, sans remords du passé qu'elle avait flétri, menait une vie passablement libertine.

J'avais observé sa belle lucidité, en compagnie de magnétiseurs, et j'avais gémi sur le sort de cette femme. Un jour qu'elle était délivrée de son magnétiseur ordinaire, elle voulut que je la magnétisasse. C'était devant quelques personnes qui me gênaient fort, car je n'osais guère faire le moraliste en pareille occurrence. Cependant, tout en exerçant son somnambulisme sur diverses choses, je ne pouvais arrêter les pensées qui surgissaient en moi ; je plaignais cette pauvre enfant ; j'eusse voulu lui faire comprendre le mal qui la dégradait, le calme et le mérite de la vertu : tout cela m'attristait et finit par se refléter dans son âme ; car, faisant trêve aux expériences, elle se mit à me dire :

— « Vous voulez me rendre calme, heureuse, merci, mais vous ne le pourrez pas... Oh ! que j'en ai trouvé peu comme vous !... Pourquoi vous intéresser à moi, moi que tout, même Dieu, abandonne ? Laissez, laissez finir ma vie ; elle sera courte et finira dans le mal...... Oh ! malheureuse, qu'ai-je fait pour mourir ainsi...... Et ce sera !.... je le vois, je vois le jour..... Vous voulez lutter ; mais je vous dis que vous ne m'arracherez pas à l'enfer !..... Ah ! si vous parveniez à me faire rompre cette terrible liaison ! Mais non, les chaînes vont se resserrer ! !.... »

Au réveil, la même gaîté, la même folie qu'auparavant; mais la nuit fut sans sommeil; les remords, inconnus jusqu'à cette heure, accablaient la jeune fille; elle se promena dans la maison, arrêta mille projets de fuite, puis la fermeté lui manquait! et mon souvenir était toujours là! ma voix qui la rappelait au bien!!... Le jour, elle s'enferma, refusa tout le monde et m'admit. Elle fut encore magnétisée; alors elle pleura, me remercia de toute son âme, mais persista à me conjurer de l'abandonner: je la torturais en vain, sa destinée était là....; sa mort devait arriver à un jour encore lointain qu'elle me fixa!.... Je persistai dans ma volonté de lui faire quitter son genre de vie, sa ville, et je l'éveillai. Sa lutte avec elle-même continua plusieurs jours. Vaincue enfin, Clémentine me demanda par quels moyens elle pouvait changer sa position.

Je passai quelques jours sans voir ma nouvelle convertie, pensant aux moyens d'améliorer son sort; mais l'homme qu'elle aimait s'avisa de la magnétiser. Dès lors tout fut perdu. Clémentine devint en somnambulisme ce qu'elle était dans la veille. Je compris alors que la destinée était plus forte que moi, et je laissai aller cette femme, que la mort va bientôt saisir au milieu de la débauche!...

Notre immortel Deleuze rapporte le fait suivant, qui se rattache aussi à ce que j'entreprends de prouver :

« Le docteur Chapelain rencontre dans une rue de Paris une jeune personne qui avait été heurtée et se trouvait mal. Il lui offre de la reconduire chez elle, lui donne le bras, arrive avec elle dans sa chambre et la magnétise.

« La jeune personne entre sur-le-champ en somnambulisme : alors elle gémit sur sa position et sur l'infamie de son métier (fille publique); elle veut quitter ce genre de vie qui lui fait horreur, et aller en province se jeter aux pieds de ses parens. Elle prie M. Chapelain de la fortifier dans cette bonne résolution. Celui-ci emploie toute sa volonté. Il réveille ensuite la jeune fille et s'en va.

« Le lendemain la pécheresse alla chez lui; elle remercia son bienfaiteur et lui dit qu'elle venait d'arrêter sa place dans une voiture pour partir le lendemain et se rendre chez ses parens. En effet, après des informations sûres, M. Chapelain a su qu'elle était partie le jour désigné. »

Ces faits curieux démontrent que l'influence exercée sur le moral des somnambules, pendant l'état magnétique, peut se continuer dans l'état de veille, si le magnétiseur le veut fermement.

Quoique les exemples cités aient une tendance utile et de haute moralité, on conçoit facilement que le contraire pourrait arriver, et c'est là ce qui doit faire tenir sur ses gardes dans le choix d'un magnétiseur et dans les rapports qu'il aura à établir avec ses malades.

Ces dangers effrayans au premier aspect perdent pourtant beaucoup de leur gravité quand on considère les conditions nécessaires pour qu'ils puissent frapper de leur puissance. Si en effet les deux relations dernières ont montré une action presque subite, le plus souvent l'influence n'est pas instantanée. Il faut du temps, bien du temps pour qu'une âme honnête reçoive une déviation sensible de ses devoirs; et si la perversion d'un instinct arrive en quelques jours, sous la volonté d'un magnétiseur immoral, c'est, à n'en pas douter, qu'il existait déjà une violente tendance à cette satisfaction, et que la moralité du sujet n'était pas des meilleures.

Il est à remarquer aussi qu'il est beaucoup plus facile de rendre morale une somnambule qui a dévié de la sagesse, que de pervertir une femme vertueuse.

En effet, dès les premiers éclairs de la lucidité, le somnambule est toujours porté à pleurer ses égaremens.

Ce changement, qui fait d'une personne un être en contradiction complète avec lui-même, s'opère aussitôt que l'âme se trouve dégagée de l'empire des sens; repliée sur elle-même, elle apprécie les choses à un tout autre point de vue, et méprise ce qu'un instant avant elle idolâtrait. Cette opposition de l'individu surgit toujours quand la lucidité est grande et que le magnétiseur *laisse libres* les premiers élans du somnambule; c'est le sentiment du vrai qui se développe; voilà pourquoi les influences qui tendent à l'exciter sont plus actives et plus promptes que celles qui cherchent à l'éteindre.

Rien n'est plus touchant que d'entendre un somnambule s'adresser des reproches, des conseils, comme s'il parlait à un autre; mais on est bien affligé quand au réveil il ne reste plus même le souvenir de toutes ces bonnes résolutions. C'est donc ici que le magnétiseur doit faire usage de sa puissance et frapper le cerveau d'une action qui, pour être inconnue, n'en est pas moins certaine, et qui développe le sentiment de vertu qui vient de se réveiller.

A ce sujet, Deleuze rapporte qu'une dame distinguée, ayant perdu sa fortune, se détermina, de l'aveu de son mari, à entrer au théâtre, où ses talens lui assuraient des appointemens considérables. Durant la conclusion de l'engagement, elle tomba malade, fut magnétisée et devint somnambule. Dans ses somnambulismes, elle était tout opposée au parti qu'elle prenait. Son médecin entra en explication, et il obtint des réponses auxquelles il était loin de s'attendre :

— « Pourquoi donc voulez-vous entrer au théâtre?

— « Ce n'est pas moi, c'est elle.

— « Mais pourquoi ne pas l'en dissuader ?

— « Que voulez-vous que je lui dise, c'est une folle! »

Ce phénomène du sentiment de la dualité qu'éprouvent certains somnambules vient encore à l'appui de la spiritualité de l'âme et de sa tendance naturelle vers le vrai, dès qu'elle se trouve dégagée de la réaction physiologique des sens, dégagement que procure plus ou moins la crise somnambulique.

Dépouillez le vieil homme et revêtez-vous de l'homme nouveau; dès-lors, par la connaissance de la vérité, celui-ci se renouvelle selon l'image du Créateur. (*Coloss.* 3, 9.)

Les réflexions qui précèdent ont laissé entrevoir quelle pouvait être la valeur morale du magnétisme.

Compassion donc à celui qui n'a vu dans le magnétisme qu'une science toute physique et toute médicale, parce qu'il n'a vu que l'ombre de sa lumière; il guérit peu d'infirmités et laisse subsister le mal moral. Mais malheur à celui qui profane les sublimes phénomènes du somnambulisme, qui les exploite honteusement, et qui met entre les mains de tous cette puissance de bien et de mal! Malédiction à celui qui les fait servir à ses plaisirs et à ses passions! Celui-là a perverti une œuvre sainte, il a abusé l'humanité, il est sacrilége!

III.

Anges. — Démons.

Qu'en dira le monde ?

— Rien de bon, rien de flatteur pour moi, rien de juste.

— Eh ! alors, pourquoi écrire ce chapitre ?

— Parce que j'ai promis de dire tout ce que je sais de vrai sur le magnétisme, et puis parce qu'une classe d'hommes, très-influens sur une grande partie de la société, croit sérieusement que les phénomènes magnétiques sont cabalistiques, et positivement l'effet d'une intervention des esprits de l'enfer. Ces hommes se rencontrent parmi quelques membres du clergé;

lors donc qu'ils sont consultés, ce qui arrive plus souvent qu'on ne le pense, ils défendent de se livrer aux soins du magnétisme, et paralysent ainsi le bien qui pourrait en résulter pour les malades et pour les progrès de la philosophie.

L'Evangile, disent-ils, a consigné la réalité des possessions et des obsessions démoniaques, et l'église a déterminé les signes qui les faisaient reconnaître.

Or, la plupart des phénomènes magnétiques ont les caractères indiqués comme dénotant l'action diabolique.

Donc le magnétisme est une œuvre satanique.

Cette manière de raisonner est malheureusement celle de quelques prêtres haut placés dans la hiérarchie ecclésiastique; ils soutiennent encore à tout prix cette erreur, étrangers qu'ils sont aux lumières qu'ont procurées la physique, l'anatomie et l'histoire naturelle. Ces prétentions exagérées ont éloigné de l'église beaucoup de savans, et ont fait tomber nombre de médecins et de magnétiseurs dans une prétention opposée et tout aussi exagérée, savoir: la négation des miracles et de l'intervention des esprits dans les affaires des hommes.

De ce que certains passages de l'Evangile, qui seul doit faire loi, établissent la possession de nos corps par des esprits méchans, s'ensuit-il que tout phénomène semblable en effets sera déterminé par la même cause ? Non assurément.

Les phénomènes de tous genres que nous avons examinés dans les chapitres précédens, apparaissant dans les temps où l'on était encore sous l'impression des miracles des premiers chrétiens, n'ont-ils pas dû être naturellement rangés parmi les prodiges des démons ? Nier cela, ce serait ignorer ce qu'est l'esprit humain ; il a donc dû en être ainsi, du moins dans quelques circonstances.

Mais qu'il y a loin de tous les phénomènes magnétiques à ce fait rapporté par saint Mathieu et saint Marc :

« Jésus passait dans le pays des Géraséniens ; deux possédés, si furieux que personne n'osait passer par là, sortirent du cimetière et vinrent au-devant de lui. Jésus s'écria : Esprit impur, sors de ces hommes ! — Et les démons, sortant, allèrent par la permission de Jésus dans un troupeau de porcs qui paissaient au bord de la mer. Aussitôt tout le troupeau, qui était environ de deux mille, courut se précipiter dans la mer où il se noya.... Et les possédés reprirent leurs sens; mais les gens du pays, étant accourus, supplièrent Jésus de quitter leurs terres. »

A coup sûr le diable était là, ou il faut renier la véracité de l'Evangile.

Mais les accusations si nombreuses de possession qui ont été faites depuis, et qui le sont encore à l'égard des convulsionnaires, de prophètes modernes et de bien d'autres malades, nous paraissent faussement dirigées.

Parce qu'une femme qui se tord sous d'affreuses convulsions obéit à l'*ordre mental* d'un homme qui l'exorcise, qu'elle reste insensible à toute douleur, qu'elle comprend les questions qu'on lui adresse en latin, et que ses crises s'arrêtent au commandement du prêtre, faut-il croire à l'intervention du démon ?... Eh ! qui a lu et médité *tout* ce qui précède ne peut penser ainsi. Tous ces phénomènes peuvent être très-naturels; mais on a confondu et trop généralisé, on a vu partout l'œuvre du démon, et tout phénomène est devenu possession. Erreur !

Si le magnétisme eût été connu, les religieuses de Loudun n'eussent été que des femmes hystériques et cataleptiques, car de nos jours les mêmes choses ont lieu; mais l'esprit plus éclairé du monde recourt plutôt au médecin qu'au prêtre; alors le caractère surnaturel, qui serait sans aucun doute imprimé à bien des événemens, si certains prêtres étaient mystérieusement appelés, se trouve éludé, et l'accusation démoniaque évitée.

Ainsi, quoi de plus analogue à ce qui s'est passé dans maint exorcisme que l'observation du docteur Barrier, de Privas? Je vais extraire quelques particularités du mémoire que ce docteur envoyait en 1835 à Cuvier, pour être lu à l'Institut :

« Les phénomènes observés sur Euphrosine Bonneau sont :

« 1° L'insensibilité complète, sauf à l'épigastre, où toute la vie est concentrée;

« 2° Le don de deviner la pensée de la personne qui se met en rapport avec elle; cette faculté est si prononcée qu'Euphrosine tient une conversation suivie, dans laquelle l'interlocuteur ne parle que *mentalement*;

« 3° La production de phénomènes électro-magnétiques très-remarquables ;

« 4° L'annihilation de la vision, du goût et de l'odorat aux organes de ces sens, et leur transport à l'épigastre;

« 5° La prévision d'événemens futurs, relatifs à sa maladie;

« 6° L'appréciation de la valeur des remèdes proposés ; le sentiment des souffrances d'autrui ;

« 7° Une grande disposition à jouer le rôle de prophétesse.

« Lors de ma seconde visite, je trouvai Euphrosine pliée en arc au milieu de l'appartement; elle reposait sur le sol par les talons et le sommet de la tête. (*V. Loudun*, page 159.)

« Je m'approchai, me mis en rapport, et je souhaitai le bonjour à la malade, en m'étudiant à retenir *ma langue et mes lèvres.*

— « Bonjour, M. Barrier.

— « Quand voulez-vous aller à la Voûte ?

— « Votre fille devine la pensée, dis-je à la mère; essayez. Et Euphrosine répondit toujours aux questions *mentales.*

« Si, ayant formé une chaîne de plusieurs

personnes, les deux extrêmes touchaient à nu l'épigastre d'Euphrosine, elle s'élançait d'un bond dans un coin, passant entre les bras et les jambes des assistans; là, ses cheveux épars, ses gestes désordonnés, tout retraçait l'image des anciens démoniaques.

« Euphrosine criait et hurlait si quelqu'un portait de la cire d'Espagne ou de la soie. Les métaux taillés en pointe, dirigés vers l'épigastre, la faisaient horriblement souffrir. Aussi, dès le second jour de l'entrée de la jeune fille au couvent de la *Voûte*, une sœur, la voyant dans une crise, eut vite recours à son crucifix; elle le lui posa sur l'estomac, mais Euphrosine poussa des cris affreux et jeta au loin le petit crucifix de fer. Cette épreuve, tentée plusieurs fois, eut toujours les mêmes résultats et alarmait la communauté. A mon arrivée, on me conta cette mésaventure. « Essayez, dis-je aux sœurs, l'application d'un crucifix en bois.» On essaya, et Euphrosine resta tranquille. Toutes les craintes des dames trinitaires s'évanouirent. » (*V.* page 14-55, *action des métaux*.)

Que fût devenue Mlle Bonneau? que se fût-il passé dans le couvent, s'il se fût trouvé un directeur peu éclairé, et qu'un médecin, tel que M. Barrière surtout, ne fût pas survenu ?

J'ai observé tout récemment un cas de maladie nerveuse, qui présentait si bien les caractères d'une véritable obsession qu'un instant (il fut court du reste) je frémis en croyant avoir à batailler avec l'esprit malin.

Mlle Marie avait vingt ans. Depuis plusieurs années elle était prise plusieurs fois par jour de crises que l'on appelait des attaques de nerfs. Elle se tordait, se roulait sur le carreau en poussant des cris aigus ; elle ne connaissait alors personne, délirait, et après un quart d'heure de cet état elle reprenait ses sens, les membres meurtris et le cœur plein de tristesse.

Les parens, lassés des antispasmodiques administrés sous toutes les formes, et de l'espérance toujours trompeuse que chaque jour les médecins s'obstinaient à donner, recoururent au magnétisme.

J'eus une peine inouïe à obtenir le somnambulisme. Peu à peu les crises du jour se calmèrent, puis disparurent ; mais ce fut pour paraître dans l'état magnétique sous une forme plus effrayante. Les premières que je vis me troublèrent tellement, et j'éprouvai une telle douleur à l'aspect de ces souffrances aiguës, de ces convulsions inimaginables, que je résolus de faire usage de ma *puissance de volonté* pour arrêter ces désordres épouvantables. Mais la malheureuse jeune fille s'écria que j'allais la tuer, qu'il fallait laisser un libre cours à ces accès dont la violence seule pouvait la guérir.

Trois mois s'écoulèrent sans soulagement très-sensible; la malade ne voyait rien dans son corps; elle me disait que les nerfs du ventre étaient *retirés et comme noués*. Etait-ce là quelque donnée qui pût satisfaire un médecin ? Une autre somnambule examina Mlle Marie, et trouva les intestins distendus et rouges; mais cela ne m'expliquait rien. Ces somnambules n'ordonnaient pour médicamens que le magnétisme et des bains!

Tous les soirs je venais donc assister à un spectacle que je n'oublierai jamais. Après un quart d'heure de sommeil magnétique, la respiration devenait anxieuse, précipitée, bruyante, le ventre s'élevait et s'abaissait avec rapidité, il se faisait un tumulte singulier dans les intestins; Marie s'agitait sur son fauteuil, puis, jetant un cri saccadé, aigu et prolongé, elle se dressait subitement, bondissait au milieu de la chambre, et, tombant à terre, se roulait en hurlant, se courbait en arrière, faisant l'arc, puis tournait sur elle-même et s'appuyait sur le ventre. Elle saisissait et jetait loin d'elle tout ce que l'on mettait pour la garantir des coups qu'elle se donnait contre les meubles; si elle touchait quelqu'un, elle criait plus fort et s'éloignait; si c'était moi qui voulais la protéger, elle m'étreignait et me roulait avec elle.

Un soir, la crise dura trois heures!! J'étais anéanti; je ne croyais plus à rien de naturel dans une pareille chose; par instans la convulsionnaire avait frayeur d'un fantôme qu'elle voyait, me conjurait de l'éloigner; mais elle ne m'entendait plus quand je voulais la rassurer. Tout-à-coup elle se courbe, se dresse en hurlant et s'écrie :

« Ah! éloignez cette affreuse bête!...... »

Ma foi, je frissonnai, et, je l'avoue, je crus que le diable s'en mêlait!..... Cependant le calme revint, et Marie me *remercia de cette crise*, qui l'avait fort avancée dans sa guérison.

— « Vous avez eu peur, dit-elle, c'est la force de la douleur qui me donne le délire.... Soyez sans crainte, je guérirai...... Préparez dans dix jours un bain froid dans lequel on mettra *vingt-cinq kilogrammes de glace*. Saisissez-moi à l'improviste, jetez-moi dedans, maintenez-y-moi *douze minutes*. Puis, m'ayant retirée, endormez-moi sur-le-champ, et alors je serai guérie (1).

Tout cela s'exécuta non sans peine, non sans angoisses de ma part; tout réussit: Mlle Marie guérit, et le magnétisme, aidé des moyens que je viens de dire, mit fin à cette maladie qu'assurément on eût exorcisée si j'eusse raconté ces particularités à nos professeurs de théologie, et qui eût infailli-

---

(1) Comprenant que la différence devait être immense si l'on plongeait dans l'eau pendant que les glaçons fondaient ou bien après leur complète dissolution, je m'expliquai avec ma somnambule. Elle me dit vouloir entrer dans le bain au moment où la glace aurait disparu, par conséquent il fallait amener un bain d'eau froide à 0. En raison de la température de ce jour-là, il ne fut besoin que de treize kilogrammes de glace.

Le thermomètre marquait 0 lorsque la jeune fille fut jetée de force et à l'improviste dans la baignoire, et quand nous l'en retirâmes, je trouvai 5 au-dessus de 0.

A la confusion de la médecine classique, à la mienne, à celle de tous ceux qui virent ce cruel événement, il n'y eut aucun

blement causé la mort de la jeune personne, si j'eusse été moins ferme et moins *sûr de mon magnétisme.*

Les somnambules magnétiques ne reçoivent donc aucune de leurs facultés d'une puissance surnaturelle. L'état du système nerveux dans cette crise s'y oppose même, car on doit se rappeler que dans notre étude physiologique nous avons montré que, pour que l'homme pût *sentir* et *comprendre* le monde spirituel, il fallait que son système nerveux arrivât à un degré d'épanouissement tel que ne le comporte pas la crise somnambulique. L'extase seule le fait arriver à cet état d'expansion qui rompt la centralisation vitale et met

---

symptôme de la réaction fébrile qu'on attend toujours, même après un bain à 5 au-dessus de 0. Une heure après, Mlle Marie, devenue gaie, folâtre, sans la moindre souffrance, montait en voiture pour faire une promenade de deux heures.....

Dans cette circonstance solennelle pour le magnétisme, je ne pus être assisté d'aucun médecin; les uns refusèrent de prendre part à une telle responsabilité, et ceux qui m'eussent aidé volontiers en furent empêchés par d'invincibles occupations. Ce fut donc un simple particulier, M. Hugounenc, qui, fort de ses convictions en magnétisme, voulut bien me prêter les secours que la famille, malgré tout son courage, était hors d'état de pouvoir me rendre.

l'être en rapport intime avec toute la nature.

Cependant, si un individu était persuadé que la crise somnambulique le met en relation avec des *esprits mauvais*, et qu'il se procurât cette crise pour obtenir ce commerce supposé, assurément nous verrions dans cette œuvre une tentative perverse et sacrilége, et nous pourrions à la rigueur trouver dans ces circonstances les conditions d'une communion surnaturelle et satanique, car là serait le pacte, un acte de désir, de consentement, de volonté même. Mais encore, de ce qu'un homme croirait s'unir au démon en se mettant en crise nerveuse, s'ensuivrait-il qu'il s'y unît réellement ? Ses discours, ses rêves, ses visions fantastiques mériteraient - elles quelque créance, et ne seraient-elles pas le résultat d'une imagination frappée ? Ce que je viens de dire s'est passé parmi les prétendus sorciers. Convaincus que dans le sommeil artificiel qui s'emparait d'eux, ils allaient au *Sabbat*, ils se sont faits coupables, sacriléges; mais en vérité la plupart n'allaient pas visiter l'enfer. (*V.* Chapitre IV.)

— Et l'extatique, demandera-t-on ? Vous

avez donné acte de la possibilité d'une communion surnaturelle. — C'est vrai; mais n'ai-je pas prouvé, en traitant de l'extase, que celui qui y entrait devenait pur, moral, religieux, quand même il était immoral dans l'état de veille. Alors le démon peut-il lier commerce avec l'être pur, religieux, qui n'aspire qu'au ciel? Il se trouvera des hommes qui le prétendront et qui proscriront l'extase; mais nous avons montré que cette crise survient spontanément, et que les magnétiseurs qui l'ont observée ont toujours entendu l'extatique parler seulement de la vertu, du ciel et des anges; comment donc croire que le démon veuille réformer les vices et conseiller le bien?

L'extatique parle des anges, dit-on. J'aime mieux cela. Voyons donc ce qu'en ont dit les magnétiseurs.

Ces idées-là, passablement nébuleuses pour les trois quarts de mes lecteurs, font pourtant un article de foi dans une école de magnétiseurs. Cette école date de loin, c'est Swedenborg, philosophe suédois, mort en 1772, qui lui donna une certaine forme. Depuis elle a subi de grandes modifications; mais ses partisans, tous d'une moralité et d'une religion extrêmes, ne croient nullement à la valeur du fluide magnétique et rejettent les procédés magnétiques. Vouloir guérir le malade et prier pour lui, voilà tout. Alors, disent-ils, suivant les desseins de Dieu, les anges agissent sur le malade, qu'il soit près ou loin de nous.

Voulez-vous participer aux mêmes avantages, écrivent-ils ?

Ayez une ferme confiance en Dieu, — une entière soumission à sa volonté, — un cœur préparé à recevoir la vérité, un ardent désir de la connaître, *seulement* pour avancer dans le bien ; — soyez d'une indifférence extrême pour les affaires temporelles qui vous concernent ; — soyez d'une charité *active* et sans bornes ; — soyez pur, — priez et méditez dès que vos devoirs sociaux sont remplis. — Si vous êtes ainsi, veuillez guérir, vous guérirez, et parfois, selon qu'il sera nécessaire, vous et vos malades recevrez des communications des anges.

Que peut-on dire contre ces idées ?....... Pour moi, je voudrais bien en être pénétré et vivre selon elles. Je pourrais alors affirmer les communications angéliques. Mais il faut encore aujourd'hui ne parler que d'après les autres.

Commençons à Deleuze, à lui pour abréger et donner quelque confiance, car cet homme est, aux yeux de tous, véridique, sensé et vénérable.

Lettre de Deleuze au docteur Billot, de Cucurron (Vaucluse).

« 24 septembre 1830.

« .... Il est incontestable, selon moi, que l'action du magnétisme démontre la spiritualité de l'âme.

« .... Le somnambulisme est à la fois une exaltation des facultés intellectuelles, une extension, un développement de la sensibilité des organes intérieurs. Dans cet état, l'âme se dégage en quelque sorte de la matière, elle reçoit des sensations, des idées et des connaissances, sans le secours des organes dont elle fait usage dans l'état habituel; elle peut même agir par ses propres forces sur les personnes dont elle s'occupe.

« .... Les somnambules ne doutent pas que le bonheur ou le malheur que nous éprouverons dans l'autre vie sera la suite nécessaire de notre conduite dans celle-ci, et d'après ce que j'ai vu et entendu de quelques-uns, je ne puis douter que leur opinion ne soit une vérité. Toutefois il ne me paraît nullement prouvé que les inspirations des somnambules soient dues à des communications avec des êtres d'une nature supérieure. Ils peuvent le croire, parce qu'ils n'ont pas ces inspirations dans l'état ordinaire et qu'ils en ignorent la cause; mais si cela est, c'est du moins un cas fort rare.

« .... Le seul phénomène qui semble établir la communication avec les intelligences immatérielles, ce sont les apparitions. Il y en a plusieurs exemples, et comme je suis convaincu de l'immortalité de l'âme, je ne vois pas de raison pour nier la possibilité de l'apparition des personnes qui, ayant quitté cette vie, s'occupent de ceux qu'elles ont chéris, et viennent se présenter à eux pour leur donner des avis salutaires. Je viens d'en avoir un exemple, le voici :

« Une demoiselle, somnambule, qui avait

perdu son père, l'a vu deux fois très-distinctement. Il est venu lui donner des avis importans. Après lui avoir donné des éloges sur sa conduite, il lui a appris qu'il allait se présenter un parti pour elle; que ce parti paraîtrait convenable et que le jeune homme ne lui déplairait point, mais qu'elle ne serait pas heureuse avec lui, et qu'il lui conseillait de le refuser. Il ajouta que si elle n'acceptait pas ce parti, un autre se présenterait bientôt après, et que tout serait conclu avant la fin de l'année. C'était au mois d'octobre.

« Le premier jeune homme a été proposé à la mère; mais la fille, frappée de ce que son père lui avait dit, a refusé.

« Un second jeune homme, qui arrivait de province, a été présenté à la mère par des amis. Il a demandé la demoiselle, et le mariage a été arrêté le 30 décembre.

« Je ne prétends pas donner ce fait comme une preuve sans réplique de la réalité des apparitions, mais du moins il la rend vraisemblable, d'autant plus que l'on sait qu'il existe d'autres faits de ce genre.

« Au reste, soit qu'on admette ou qu'on nie la réalité des apparitions, on ne peut en contester la possibilité, lorsqu'on est, comme vous et moi, convaincu de l'immortalité de l'âme. Quant à l'apparition des personnes vivantes, on en a plusieurs exemples. On l'explique par l'action du magnétisme entre deux individus qui sont parfaitement en rapport, et dont un est ordinairement somnambule (1). »

---

(1) *Extrait d'une lettre du docteur Billot:*

« Les faits suivans m'ont été communiqués par M. Reym..., directeur de notre Société théosophique :

« 1.— Il était à Marseille. Virginie, somnambule de la société, le vit paraître chez elle pendant qu'elle était dans l'état semi-magnétique. Il ouvrit la porte de la maison et la referma. Il s'avança près d'elle et lui toucha la main. Il lui exposa l'état maladif dans lequel il se trouvait, et lui recommanda de s'occuper de lui quand elle aurait une parfaite clairvoyance, la priant de lui faire écrire ce qu'il y avait à faire pour sa guérison. Ces prescriptions lui furent envoyées.

« 2. — En 1824, durant les vacances, il quitta sa belle-sœur et monta à sa chambre vers les dix heures du soir. Elle fut aussi dans la sienne pour se coucher. A peine fut-elle dans son lit qu'elle le vit entrer dans sa chambre, portant une lampe à la main, et il lui dit :

— « Il faut renvoyer votre domestique.

— « Pourquoi?

— « Renvoyez-la, demain nous causerons de cela; et il se retira. »

« Mad. R.... entendit son beau-frère descendre de sa chambre et y remonter.

Le lendemain, elle attendit qu'il reprît l'entretien. Cette visite nocturne supposait que la chose était urgente, et cepen-

Le docteur Billot à Deleuze.

« 30 septembre 1831.

« Les bases sur lesquelles je fonde la doctrine que je professe, c'est-à-dire l'existence des esprits et leur influence dans les phénomènes du somnambulisme, ne vous ont point paru jusqu'ici assez prouvées pour déterminer votre conviction.

---

dant il ne lui en disait rien. Enfin, l'après-midi, étant seule avec lui, elle lui dit :

— « Qu'avez-vous donc à me dire de ma domestique ?

— « Pourquoi me faites-vous cette demande ?

— « Comment, reprit-elle, hier au soir vous êtes venu dans ma chambre après que j'étais couchée, pour m'en parler, et maintenant vous ne m'en dites rien ?

« M. R*** l'assura qu'il n'avait pas bougé de son appartement, et ils reconnurent l'un et l'autre que c'était une apparition qu'elle avait eue..... Cependant l'explication eut lieu, et quelques temps après la domestique fut renvoyée. »

J'aurais, pour ma part, d'autres faits à ajouter à ceux-ci, dont quelques-uns me sont personnels, mais ce serait m'engager dans un infini que je ne pourrais suffisamment éclaircir pour le présent.

« Les nouvelles observations que je mets aujourd'hui sous vos yeux vont-elles vous fournir des preuves telles que vous les exigez ? Je le pense.

« Je prends Dieu à témoin de la vérité du contenu des observations qui vont suivre.

— « Une dame, frappée depuis quelque temps de cécité incomplète, sollicitait auprès de nos somnambules quelque secours pour arrêter les progrès de l'amaurose, lorsqu'un jour de séance la somnambule, consultée, dit :

« Une jeune vierge me présente une plante...., elle est en fleurs ; je ne la connais pas...., on ne m'en dit pas le nom...., cependant elle est nécessaire à madame.

— « Où la trouver, lui dis-je, car nous n'avons aucune plante en fleurs dans la *saison froide* où nous sommes ?

— « Ne vous inquiétez pas, répondit la somnambule, on nous la procurera s'il le faut.

« Et comme nous insistions pour savoir dans quel endroit la *jeune vierge* voudrait bien nous l'indiquer, la dame aveugle s'écria :

— « Mais j'en palpe une sur mon tablier; voyez donc; est-ce celle qu'on vous présentait?

— « Oui, madame, c'est celle-là; que chacun de nous loue et bénisse Dieu!

« J'examine alors la plante. C'était un arbustule à peu près comme une plante moyenne de thym. Ses fleurs, labiées en épis, donnaient une odeur délicieuse. Elle me parut être le thym de Crête. D'où venait cette plante? De son pays natal ou de quelque serre chaude? C'est ce qu'on n'a pas su. »

M. Billot rapporte d'autres faits du même genre que le précédent; mais j'ai cru pouvoir me dispenser de les citer.

« Je prévois, continue le docteur Billot, toutes les objections; mais je n'ai qu'un mot à répliquer: ces faits, on les croit vrais ou on les croit faux. Dans ce dernier cas, je suis un imposteur, et toute polémique doit cesser. Mais si on les croit vrais, à quelle théorie reçue en France peut-on les rattacher? A aucune. En effet, serait-ce la force, l'énergie de la volonté du magnétiseur qui aurait suscité de pareils phénomènes?

« Serait-ce à quelque faculté latente de la somnambule qu'il faut attribuer cette puissance? Aucun magnétiseur n'osera le soutenir. Cependant j'entends le philosophe me crier :

— « Répétez l'expérience, et je croirai.

— « Gardez-vous-en, dit une autre voix (c'est l'abbé ***), ces faits ne sont que trop vrais, parce qu'ils sont l'œuvre du démon.

« Pour répéter l'expérience et obtenir les mêmes résultats, dis-je au philosophe, il faudrait en avoir le pouvoir. Or, cette puissance vient d'en haut.

— « Vous vous trompez, réplique M....., elle vient d'en bas.

— « Eh bien! soit, d'en bas ou d'en haut, toujours est-il qu'il n'est point au pouvoir du magnétiseur ni du magnétisé de produire de tels *prodiges* ou *prestiges*. Ainsi, vous, monsieur le philosophe, vous ferez toujours de vaines recherches, et ne ferez jamais du magnétisme une science positive telle que vous l'entendez; et vous, M....., répondez: lorsqu'une société, à chaque ouverture de ses séances, invoque l'Esprit saint, lorsque, dans l'intention d'en éloigner absolument l'adversaire, elle récite entre autres prières le psaume *Exurgat Deus et dissipentur inimici ejus*, prend-elle par là un moyen d'évoquer ou d'invoquer l'esprit de Python ? Et cet esprit, d'ailleurs, quand il apparaît aux hommes, s'est-il jamais montré sous la forme d'une colombe et portant en son bec des reliques de saints martyrs, dans l'intention de ranimer la foi des sociétaires ? Si c'est là l'œuvre du démon, il a donc changé de métier !!

Réponse de Deleuze.

« 6 novembre 1831.

« Je respecte, j'admire vos sentimens religieux ; car c'est au magnétisme que je dois aussi mon retour au christianisme ; mais ces sentimens ne sont pas pour moi appuyés sur le genre de preuve qui vous a fait tant d'impression.

« Le magnétisme démontre la spiritualité de l'âme et son immortalité ; il prouve la possibilité de la communication des intelligences séparées de la matière avec celles qui lui sont encore unies; mais il ne m'a jamais présenté des phénomènes qui m'aient convaincu que cette possibilité se réalise souvent, et je ne crois point qu'elle soit la cause de plusieurs phénomènes magnétiques, ni qu'elle en offre l'explication la plus satisfaisante.

« Je n'ai point vu de faits analogues à ceux que vous me communiquez, mais je dois vous répondre que des personnes dignes de toute ma confiance m'en ont raconté, quoique en petit nombre.

« J'ai eu ce matin la visite d'un médecin fort distingué. Il venait pour me parler du magnétisme. Je lui ai raconté quelques faits que je tiens de vous. Il m'a répondu qu'il n'en était pas étonné, et il m'a cité un grand nombre de faits analogues que lui ont présentés plusieurs somnambules. J'ai été bien surpris. Entre autres phénomènes, il m'a cité celui d'objets matériels que la somnambule faisait arriver devant lui, ce qui est du même ordre que la branche de thym et autres objets arrivés devant vous. Je ne sais que penser de tout cela; mais je suis sûr de la sincérité de mon médecin comme je le suis de la vôtre. Les somnambules dont il m'a parlé n'ont jamais été en communication avec des êtres spirituels, mais il ne croit pas la chose impossible. Quant à moi, je ne puis concevoir que des êtres purement spirituels puissent mouvoir et transporter des objets matériels. Que des esprits communiquent avec notre âme qui est spirituelle, cela est tout simple; mais s'ils pouvaient agir sur la matière inanimée, tout l'ordre de la nature serait renversé. Je n'ose plus rien nier, et cependant, si j'avais été témoin moi-même de pareils faits, j'aurais encore des doutes sur la cause.

« Ce que le magnétisme démontre rigoureusement, c'est la spiritualité de l'âme et son immortalité. C'est encore que les âmes séparées du corps peuvent, dans certains cas, se mettre en rapport avec les êtres vivans et leur communiquer leurs sentimens. L'étude des phénomènes du somnambulisme est sous ce rapport plus importante et plus utile que sous celui de la guérison des maladies. »

Deleuze donc, et bien d'autres avec lui, croient que les phénomènes du somnambulisme démontrent la spiritualité de l'âme et l'existence d'êtres immatériels. Ils pensent aussi que la communication de l'homme avec le monde spirituel, d'une nature autre que la nôtre, est possible, mais seulement dans l'état magnétique supérieur.

Ces magnétiseurs pensent encore que l'*extase* se manifestant indépendamment de notre volonté, et que même étant produite, les *inspirations supérieures* ne pouvant être sollicitées à notre gré, aucune théorie de magnétisme ne peut être fondée sur ces idées métaphysiques.

Ils sont encore convaincus que s'il arrive une communication de cette espèce, elle n'a lieu qu'avec un *esprit* de vérité, attendu que les extatiques qui ont reçu ces illuminations en ont toujours retiré des conseils favorables au bien moral et physique, pour le présent et l'avenir.

Cette opinion, pleine de sagesse, reconnaît, pour *cause première* des phénomènes magnétiques, l'*action physique* qui impressionne le système nerveux et l'amène à l'état extatique, si la disposition organique de l'individu le permet. Elle reconnaît que c'est dans cet état où la centralisation de la sensibilité nerveuse est comme rompue et toute diffuse, que l'âme peut *sentir* et *percevoir* l'autre classe d'êtres qui ne sont qu'*esprit* ou *lumière*.

Qu'y a-t-il là de si choquant? Nos sens, à nous, peuvent-ils nous transmettre la connaissance de l'existence du fluide magnétique? Les sens sont trop concentrés, trop limités pour apprécier cette substance, plus pure encore que les autres agens fluides de la physique; et pourtant le somnambule apprécie ce fluide; il le voit, il le déclare lumière...... Pourquoi le voit-il? Parce que ses sens sont devenus plus étendus, moins limités. Et si les créatures qui comblent l'immense distance qui existe entre Dieu, l'être simple, et l'homme, l'être complexe, sont *esprit*, c'est-à-dire *lumière*, lumière encore plus pure que le principe de notre vie, le fluide magnétique, on conçoit sans peine que le somnambule qui appréciait ce fluide magnétique n'appréciera plus l'être spirituel, cette *lumière céleste* d'un ordre plus élevé. Il lui faudrait, à lui aussi, une exaltation nouvelle, une perfection plus grande de ses sens. Eh bien! cet épanouissement nécessaire pour la vision et le sentiment des *esprits* est obtenu par l'état magnétique supérieur. Reste à attendre, reste à expliquer la cause directe de la communication. Cette cause naît selon les desseins de Dieu ; elle est sans doute soumise à des lois, comme la communication d'un homme avec un somnambule ne s'opère que dans certaines circonstances.

Que plusieurs individus, ignorant les lois qui régissent le magnétisme, se trouvent en présence d'un extatique naturel ou magnétique, ils seront incapables de lier avec lui aucun rapport, et regarderont comme imposteur ou rêveur celui qui, loin d'eux, affirmerait entrer en communication avec l'extatique quand il le désirerait. Qui donc parmi nous peut nier l'analogie frappante qui existe entre ce que je viens de dire et ce qui se passe entre *certains* extatiques et le *monde spirituel?*

Pourquoi rejeter un monde supérieur?..... Avait-on raison de nier le *monde du somnambulisme?* N'avons-nous bien, sur l'existence du monde spirituel, que des preuves de sentiment et de raisonnement?....... Où sera conduit l'homme sans prévention par les citations de ce chapitre? Il sera ramené à réfléchir sur tout ce qu'avaient avancé, avant le magnétisme, la Bible et l'Evangile.

Eh! mon Dieu! nous voici à la fin de cet ouvrage, et c'est pour redire ce qu'il portait à son commencement: *Tout sort de Dieu, tout retourne à Dieu.* Le magnétisme aussi, le magnétisme qui est vérité dans ses phénomènes, apportera sa part à la gloire de la divinité. Le magnétisme, bien compris, éclairera les intelligences de bonne volonté, et il deviendra pour elles le commencement d'un spiritualisme qui ne tardera pas à s'élever jusqu'au christianisme.

Car, étudié avec une persévérance infatigable, le magnétisme démontre la convenance, la valeur et la *vertu* de tous les dogmes, de tous les mystères de l'Evangile. Ici, nous avons seulement montré l'étroite connexité qui l'attachait au spiritualisme dégagé de toute forme; mais plus tard nous étendrons nos recherches au spiritualisme formulé par le dogme évangélique, et nous montrerons les liens puissans qui existent entre l'abstraction de l'idée et la réalisation de la forme; en d'autres termes, entre l'*idée* et le *sacrement.*

Hommes de philosophie, il en est parmi vous qui ont compris la haute portée du magnétisme, et qui, effrayés de sa grandeur, de sa puissance sur le monde physique et moral, ont désiré l'arrêter dans sa marche. Ceux-là ont mis leurs efforts à détruire la croyance des hommes sur l'existence de cette science; leur intention peut être louable; mais qui leur a révélé la volonté de Dieu? Ignorent-ils qu'invariable elle nous découvre, à des jours fixés, une parcelle des mystères que renferme l'immensité divine? Et d'ailleurs, l'apparition des grandes vérités n'a-t-elle pas toujours excité parmi les hommes troubles et secousses? inhabiles qu'ils sont à comprendre la mission de la nouvelle révélation, et encore plus, assez impies pour la détourner de sa voie!

Les uns luttent, mais c'est en vain; les autres se servent de la *vérité* pour leurs criminelles satisfactions. Mais que fait ce désordre momentané à l'accomplissement fatal des décrets providentiels? Les siècles qui se succèdent jugent et recueillent.

Craignons donc, par un zèle inintelligent,

d'être coupables, n'arrêtons pas le développement d'une science qui vient saper tant d'erreurs, consolider la foi du spiritualiste, du chrétien, et donner enfin à l'homme la connaissance de lui-même.

Cependant, que la prudence veille à côté du propagateur!

Où sont les traités de magnétisme qui aient envisagé sa double action sur le monde, et qui renferment une solide instruction? Où est l'enseignement, tel que la gravité de la question le demande?....... J'interroge, et partout où quelque lueur de vie se manifeste, je ne trouve que travail incomplet ou danger!.... Nous en prendrons-nous aux magnétiseurs? Oh! non, la plupart ont assez dépensé de leur repos, de leur vie, de leur fortune, pour arriver à quelque bien; ils étaient un contre dix mille, et sans autre appui que leurs croyances. Mais c'est aux facultés savantes, *aux pouvoirs qui gouvernent* qu'il faut renvoyer le mal qui s'est fait et *celui qui se fera* long-temps encore!......

On a créé des chaires de philosophie, de physiologie, de théologie, et on n'y enseigne à connaître l'homme que bien imparfaitement. Qu'on établisse une chaire de magnétisme, afin que l'on puisse y trouver ce qui est indispensable pour exercer cet art *avec fruit et sans danger*, et alors ceux qui se confieront aux soins d'un magnétiseur auront toutes les garanties de connaissances et de moralité qu'on est en droit d'exiger.

FIN.

DOCUMENS HISTORIQUES.

En traitant des lois qui régissent les phénomènes magnétiques, j'ai mentionné celle qui détermine l'attraction des membres du somnambule par la main du magnétiseur. J'ai dit que certains expérimentateurs avaient affirmé avoir produit une attraction sur le magnétisé, de telle sorte que le corps entier obéissait à la main qui l'attirait, et qu'il ne conservait plus de point d'appui. Cette assertion est d'une nature si singulière que je ne puis en assumer la responsabilité, et que je dois à mes lecteurs les renseignemens qui m'ont engagé à l'avancer. (P. 63.)

Le n° 1er du *Journal du Magnétisme*, publié par M. Ricard, en faisait mention dans un article signé. Ne sachant que penser de cette assertion, j'écrivis à l'auteur de l'article, et voici sa réponse littéralement transcrite :

« Reims, 3 septembre 1840.

« Je m'empresse de répondre à votre honorée du 31 expiré, et viens avec le plus grand plaisir satisfaire aux questions que vous m'adressez sur le sujet qui m'a présenté le phénomène d'attraction consigné par moi dans le *Journal du Magnétisme*.

« 1° J'ai encore ce sujet à ma disposition, et, huit fois sur dix, cette expérience réussit.

« 2° M'étant aperçu que ses membres suivaient, quand je le désirais, tous mes mouvemens, je me suis avisé de les attirer; différens essais ayant réussi, je voulus voir si je pourrais opérer une ascension complète. Je plaçai ma main à deux ou trois pouces au-dessus de l'épigastre, et le corps entier perdit terre et demeura suspendu.

« 3° Jusqu'à présent je n'ai vu et produit ce fait sur aucun autre sujet. M. Théron, de Montauban, avec qui je suis lié et qui s'est occupé de magnétiser d'après mes conseils, m'a assuré avoir obtenu le même résultat sur une somnambule; je ne l'ai pas vu, mais je le connais trop homme d'honneur pour altérer la vérité.

« J'ajouterai que la personne que je magnétise ayant eu, il y a six semaines, une fluxion de poitrine, j'ai cessé, pour ne pas la fatiguer, de l'enlever horizontalement; je place maintenant ma main au-dessus de sa tête et lui fais perdre terre de manière à pouvoir passer plusieurs fois la main ou une canne sous ses pieds.

« Si vous désirez faire le voyage de Reims, je vous prierai de ne pas attendre au-delà du 20 septembre, car je dois partir le 25 pour un voyage. Vous adressant à moi sous les auspices de M. Guertz, je serais très-heureux que ma lettre vous fût de quelque utilité pour l'ouvrage que vous vous proposez de publier.

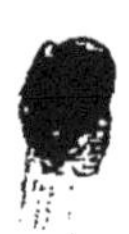

« *Signé* BOURGUIGNON, négociant. »

Le même journal consigne, dans son numéro de novembre 1840, un fait analogue :

« M. Schmidt, médecin à Vienne (Autriche), vint se fixer en Russie avec sa fille, qu'il maria depuis à M. Pourrat (de Grenoble). Ce fut à Kiow que madame Pourrat, qui était d'une mauvaise santé, fut magnétisée par son père. L'effet fut si puissant, qu'après avoir fait quelques passes, la malade, au grand étonnement des assistans, fut soulevée de son lit sur lequel elle était étendue de son long, de manière que l'on pouvait passer la main entre le lit et le corps sans toucher ni l'un ni l'autre. »

Si nous compulsions les annales de la vie des saints du christianisme, nous y trouverions de nombreux faits analogues à ceux que nous avons cités; mais nous serions entraîné trop loin, car il nous faudrait démontrer que le caractère d'analogie n'emporte pas celui d'identité absolue, et que des effets semblables peuvent naître de causes différentes. Ainsi les extases aériennes des saints, déterminées sous l'empire de conditions purement métaphysiques, et celles que certains magnétisés ont opérées sous l'influence de causes physiques, concourent à montrer que ce phénomène n'est pas incompatible avec les lois de la nature humaine. Les propriétés spirituelles accordées par le christianisme au corps régénéré par la résurrection, reçoivent donc une sanction d'un genre nouveau, qui pourra avoir une grande action sur les exigences de la raison humaine.

Le magnétisme et les académies.

Le monde et les médecins de province croient sincèrement que le magnétisme a été examiné par l'académie des sciences et l'académie de médecine, et que ces sociétés, usant du légitime pouvoir que la confiance publique leur a confié, ont rendu un verdict de condamnation sur le magnétisme après s'être convaincues de sa nullité. Erreur funeste, que les puissances despotiques, des considérations sociales et les erremens de la presse trompée, ont entretenue dans la généralité des esprits.

L'académie de médecine répète à ceux qui la consultent que la fausseté du magnétisme a été démontrée en 1784 par Bailly et Lavoisier;

En 1837, par MM. Dubois (d'Amiens), Bouillaud;

Enfin, pour la dernière fois, en 1838, par MM. Girardin, Dubois (d'Amiens), Velpeau.

Les médecins qui ont lu dans les gazettes de médecine les séances de l'académie en ont reçu les dires avec d'autant plus de facilité que leurs tendances, à eux, sont loin d'être favorables au magnétisme. Forts des rapports des académiciens, messieurs les médecins se croient dispensés de réviser par eux-mêmes les prétentions du magnétisme, et ils citent à leur tour les sentences sans appel des grands hommes de la capitale....... Le public, peu disposé à croire des choses qui viennent humilier sa raison, combat aussi, retranché derrière les *rapports de l'académie !* Il est si heureux, le public, de pouvoir faire usage de ses droits de liberté! Les sciences n'ont pas la force pour s'imposer bon gré malgré, et c'est sur elles, elles les consolatrices de la pauvre humanité, que s'épanchent la lutte et la résistance des esprits !

Bref, hommes du monde et vous médecins, vous êtes trompés! Je n'en voudrais pour preuve que votre concours à l'étude du magnétisme, car si vous preniez la peine de lire trois traités de magnétisme et si vous opériez ensuite sur une dixaine de malades, vous seriez stupéfaits en réfléchissant au rôle que joue l'académie de médecine!

EXAMEN DE 1784.

Extrait du discours du docteur Husson à l'académie de médecine en 1837 :

« Ne croyez pas que les commissaires de 1784 étaient les commissaires des compagnies auxquelles ils appartenaient; il faut vous détromper à cet égard. L'académie des sciences avait constamment repoussé les tentatives de Mesmer auprès d'elle, pour la rendre témoin de ses expériences. La faculté de médecine lui fit le même refus. C'est après tous ces refus que Louis XVI nomma de sa souveraine autorité des commissaires qu'il dut naturellement choisir dans les compagnies qui avaient refusé d'examiner la doctrine nouvelle.

« On rappelle les conclusions prises par ces commissaires, et on invoque l'autorité des noms célèbres de Franklin, Bailly, Lavoisier, Darcet; mais on se garde bien de dire comment ces hommes illustres firent leurs expériences. Je vais suppléer à cette omission, et l'académie jugera s'il y a beaucoup d'impartialité à ne pas lui avoir rappelé ces détails.

« *Rapport des commissaires du roi* : page 8.—Les malades distingués, qui viennent au traitement pour leur santé, pourraient être importunés par nos questions; le soin d'observer pourrait ou les gêner ou leur déplaire; les commissaires eux-mêmes seraient gênés par leur discrétion. Nous avons donc arrêté que notre assiduité n'étant pas nécessaire, il suffirait que quelques-uns d'entre nous vinssent à ce traitement de temps en temps. »

« On ne peut s'empêcher de reconnaître que ce n'est pas ainsi que l'on fait à présent des expériences, ni qu'on observe des faits nouveaux. Et quel que soit l'éclat que la réputation de Franklin, Bailly, Lavoisier, Darcet, réfléchisse sur une génération qui n'est plus la leur; quel qu'ait été l'assentiment général qui pendant quarante ans a été accordé à leur rapport, il est certain que le jugement qu'ils ont porté pèche par la base radicale.

« On a caché aussi que de Jussieu, l'un des commissaires de la société royale de médecine, qui avait observé assidûment les phénomènes qui se manifestaient dans les traitemens magnétiques, refusa de joindre sa signature à celles des autres commissaires. Il fit un rapport particulier des faits qu'il avait rigoureusement observés, il les relata, et, bravant le ridicule, de Jussieu eut le courage de se séparer de Franklin et de Lavoisier, et de publier la vérité. »

EXAMEN DE 1837.

« C'est le 27 février 1837 que la commission s'est réunie pour la première fois, au domicile du docteur Berna, qui avait mis l'académie en demeure. La commission était composée de MM. Bouilliaud, *Cloquet*, Caventou, Emery, Oudet,

Pelletier, Roux, *président*, et Dubois, d'Amiens, *rapporteur.*

Voici les conclusions du rapport :

« Il résulte d'abord, de tous les faits et de tous les incidens dont nous avons été témoins, que préalablement aucune preuve spéciale ne nous a été donnée sur l'existence d'un état particulier dit *état de somnambulisme magnétique ;* que c'est uniquement par voie *d'assertion*, et non par voie de *démonstration* que le magnétiseur a procédé sous ce rapport, en nous *affirmant* à chaque séance, et avant toute tentative d'expérimentation, que ses sujets étaient en état de somnambulisme.

« Le programme à nous délivré par le magnétiseur portait, il est vrai, qu'avant la somnambulisation on s'assurerait que le sujet des expériences jouit de l'intégrité de la sensibilité, qu'à cet effet on pourrait le piquer, et qu'il serait ensuite *endormi* en présence des commissaires. Mais il résulte des essais tentés par nous, et avant toute pratique magnétique, que le sujet des expériences ne paraissait pas plus sentir les piqûres avant le sommeil supposé que pendant le sommeil; que sa contenance et ses réponses ont été, à peu de chose près, les mêmes avant et pendant l'opération dite magnétique. Il est bien vrai ensuite que chaque fois on nous a dit que les sujets étaient endormis, mais on nous l'a *dit*, et voilà tout.

« Que si néanmoins les preuves de l'état de somnambulisme devaient résulter ultérieurement des expériences faites sur les sujets présumés dans cet état, la valeur ou la nullité de ces preuves ressortiront des conclusions que nous allons tirer de ces mêmes expériences.

« D'après les termes du programme, la seconde expérience devait consister dans la *constatation* de l'insensibilité des sujets, mais après avoir rappelé les restrictions imposées à vos commissaires ; que la face était mise en dehors et soustraite à toute tentative de ce genre; qu'il en était de même pour toutes les parties naturellement couvertes, de sorte qu'il ne restait que les mains et le cou.

« Après avoir rappelé que sur ces parties il n'était permis d'exercer ni pincemens, ni tiraillemens, ni contact d'aucun corps, soit en ignition, soit d'une température un peu élevée; qu'il fallait se borner à enfoncer des pointes d'aiguilles à la profondeur d'une demi-ligne ;

« Qu'enfin la face étant en grande partie couverte par un bandeau, nous ne pouvions juger de l'expression de la physionomie pendant qu'on cherchait à provoquer la douleur.

« Après avoir rappelé toutes ces restrictions, nous sommes fondés à déduire de ces faits :

« 1° Qu'on ne pouvait provoquer que des sensations douloureuses très-modérées;

« 2° Qu'on ne pouvait les faire naître que sur des parties habituées peut-être à ce genre d'impression ;

« 3° Que ce genre d'impression était toujours le même, qu'il résultait d'une sorte de tatouage;

« 4° Que la figure, et surtout les yeux où se peignent plus particulièrement les impressions douloureuses, étaient cachés à vos commissaires ;

« 5° Qu'en raison de ces circonstances, une impassibilité, même complète, absolue, n'aurait pu, pour nous, être une preuve *concluante* de l'abolition de la sensibilité chez le sujet en question.

« Le magnétiseur devait prouver aux commissaires que, par la seule intervention de sa volonté, il avait le pouvoir de rendre, soit totalement, soit partiellement, la sensibilité à sa somnambule, ce qu'il appelait restitution de la sensibilité.

« Mais comme il lui avait été impossible de nous prouver expérimentalement qu'il avait enlevé, qu'il avait isolé la sensibilité chez cette jeune fille, cette expérience étant corrélative de l'autre, il lui a été par cela même impossible de prouver la restitution de cette sensibilité; et d'ailleurs il résulte des faits par nous observés que toutes les tentatives faites dans ce sens ont complètement échoué.

«La somnambule accusait tout autre chose que ce qu'elle avait annoncé. Vous le savez, Messieurs, nous en étions réduits, pour la vérification, aux *assertions* de la somnambule. Certes, lorsqu'elle affirmait aux commissaires qu'elle ne pouvait avancer la jambe gauche par exemple, ce n'était pas une preuve pour eux qu'elle fût magnétiquement paralysée de ce membre; mais alors encore son dire n'était pas d'accord avec les prétentions de son magnétiseur, de sorte que de tout cela résultaient des assertions sans preuves, en opposition avec d'autres assertions également sans preuves.

« Ce que nous venons de dire pour l'abolition et la restitution de la sensibilité peut s'appliquer en tous points à la prétendue abolition et à la prétendue restitution du *mouvement*. La plus légère preuve n'a pu être administrée à vos commissaires.

« L'un des paragraphes du programme avait pour titre : *Obéissance à l'ordre mental de cesser, au milieu d'une conversation, de répondre verbalement ou par signes à une personne désignée.*

« Le magnétiseur a cherché à prouver à la commission que la puissance tacite de sa volonté allait jusqu'à produire cet effet; mais il résulte des faits qui ont eu lieu dans cette même séance que, loin de produire ce résultat, sa somnambule paraissait ne plus entendre lorsqu'il ne voulait pas encore l'empêcher d'entendre, et qu'elle paraissait entendre de nouveau, lorsque positivement il ne *voulait plus* qu'elle entendît; de sorte que, d'après les assertions de cette somnambule, la faculté d'entendre ou de ne plus entendre aurait été en elle complètement en révolte avec la volonté du magnétiseur.

« *Transposition du sens de la vue.* — Cédant aux sollicitations des commissaires, le magnétiseur, ainsi que vous l'avez vu, avait fini par laisser là ses abolitions et ses restitutions de sensibilité et de mouvement, pour passer aux faits majeurs, c'est-à-dire aux faits de vision sans le secours des yeux.

« Par la puissance de ses manœuvres magnétiques, M. Berna devait montrer aux commissaires une femme déchiffrant des mots, distinguant des cartes à jouer, suivant les aiguilles d'une montre, non pas avec les yeux, mais par l'occiput, ce qui impliquerait ou la transposition, ou la non nécessité, ou la superfluité de l'organe de la vue dans l'état magnétique : les expériences ont été faites ; vous savez comment elles ont complètement échoué.

« Tout ce que la somnambule savait, tout ce qu'elle pouvait inférer de ce qu'on venait de se dire près d'elle, tout ce qu'elle pouvait naturellement supposer, elle le dit les yeux bandés ; dès-lors nous conclurons d'abord qu'elle ne manquait pas d'une certaine adresse ; ainsi le magnétiseur invitait-il à haute voix l'un des commissaires à écrire un mot sur une carte, et à le présenter à l'occiput de cette femme, elle disait qu'elle voyait une carte, et même de l'écriture sur cette carte ; lui demandait-on le nombre des personnes présentes, comme elle les avait vues entrer, elle disait en approximation le nombre de ces personnes ; lui demandait-on si elle voyait l'un des commissaires placés près d'elle, et occupé à écrire avec une plume dont le bec criait sur le papier, elle levait la tête, cherchait à le voir sous son bandeau, et disait que ce monsieur tenait quelque chose de blanc à la main ; lui demandait-on si elle voyait la bouche de ce même monsieur qui, cessant d'écrire, venait de se placer derrière elle, elle disait qu'il avait quelque chose de blanc à la bouche : d'où nous tirons cette conclusion que ladite somnambule, plus exercée, plus adroite que la première, savait faire des suppositions plus vraisemblables.

« Mais, pour ce qui est des faits réellement propres à constater la vision par l'occiput, des faits absolus, décisifs et péremptoires, non-seulement ils ont manqué, et complètement manqué, mais ils sont de nature à faire naître d'étranges soupçons sur la moralité de cette femme, comme nous le ferons remarquer tout-à-l'heure.

« *Clairvoyance.*—Désespérant de prouver aux commissaires la transposition du sens de la vue, la nullité, la superfluité des yeux dans l'état magnétique, le magnétiseur voulut du moins se réfugier dans le fait de la clairvoyance, ou de la vision à travers des corps opaques.

« Vous connaissez les expériences faites à ce sujet : les faits emportent ici avec eux leur conclusion capitale, savoir, qu'un homme placé devant une femme dans une certaine posture n'a pas pu lui donner la facilité de distinguer à travers un bandeau les objets qu'on lui présentait. Mais ici une réflexion plus grave a préoccupé vos commissaires ; admettons pour un moment cette hypothèse, d'ailleurs fort commode pour les magnétiseurs, qu'en bien des circonstances les meilleurs somnambules perdent toute lucidité, et que, comme le commun des mortels, ils ne peuvent plus voir par l'occiput, par l'estomac, pas même à travers un bandeau ; admettons tout cela, si l'on veut ; mais que conclure, à l'égard de cette femme, de la description minutieuse d'objets *autres* que ceux qu'on lui présentait ; que conclure d'une somnambule qui décrit un valet de trèfle dans une carte toute blanche ? Qui, dans un jeton d'académie, voit une montre d'or, cadran blanc et à lettres noires ? et qui, si l'on eût insisté, aurait peut-être fini par nous dire l'heure que marquait cette montre ?....

« Que si maintenant vous nous demandez quelle conclusion dernière et générale nous devons inférer de l'ensemble de toutes les expériences faites sous nos yeux, nous vous dirons que M. Berna s'est fait, sans aucun doute, illusion à lui-même lorsqu'il a écrit à l'académie royale de médecine qu'il se faisait fort de nous donner l'expérience personnelle qui nous manquait ; lorsqu'il s'offrait de faire voir à vos délégués des faits *concluans* ; lorsqu'il affirmait que ces faits seraient de nature à éclairer la physiologie et la thérapeutique : ces faits vous sont tous connus ; vous savez, comme nous, qu'ils ne sont rien moins que *concluans* en faveur de la doctrine du magnétisme même, et qu'ils ne peuvent avoir rien de commun, soit avec la physiologie, soit avec la thérapeutique.

« Aurions-nous trouvé autre chose dans des faits plus nombreux, plus variés, et fournis par d'autres magnétiseurs ? C'est ce que nous ne chercherons pas à décider ; mais ce qu'il y a de bien avéré, c'est que, s'il existe encore en effet aujourd'hui d'autres magnétiseurs, ils n'ont pas osé se produire au grand jour ; ils n'ont pas osé accepter, enfin, ou la sanction, ou la réprobation académique. »

M. Berna protesta en vain contre l'inexactitude de la relation des faits ; il n'était pas dans l'enceinte de l'académie, ses écrits portètent à faux. Le rapport fut livré aux journaux, mais on se garda bien de parler de la réfutation de M. Berna et de la critique à laquelle un membre de l'académie soumit, en pleine assemblée, le travail de M. Dubois. Voici quelques passages de la réplique de M. Husson :

« Le rapport qui vient d'être présenté se réduit à l'exposé des expériences faites sur *deux individus* se disant somnambules, et à des conclusions présentées sous une forme générale, et tirées de ces *deux faits particuliers*. J'ai dû vous signaler cette première inexactitude. La commission était chargée de faire un rapport sur les deux somnambules de M. Berna, et non pas un rapport sur le magnétisme.

« Dans l'exposé des motifs qui ont porté l'académie à former une commission, le rapporteur a fait omission de l'opération de J. Cloquet. Cette omission est tout-à-fait partiale, parce que, citant l'extraction d'une dent, en état d'insensibilité magnétique, le rapporteur devait suivre l'ordre chronologique et parler de l'extirpation d'un sein pratiquée dans le sommeil magnétique. C'était à coup sûr une opération plus grave, plus longue, plus douloureuse ; mais on voulait éviter cette attestation d'un de nos confrères, professeur de chirurgie clinique, le rapport ne contenait que des faits négatifs (1).

« Je me suis hautement élevé contre le silence gardé par le rapporteur sur les travaux des commissaires nommés en 1826, par l'académie de médecine. Il n'a pas été difficile de vous faire apercevoir la partialité, en vous communiquant des faits négatifs, et en vous taisant les expériences positives, observées, recueillies par vos premiers commissaires, avec autant de soins que la nouvelle commission en a mis à recueillir ceux qu'elle vous présente.

« . . . . Les cinq expériences négatives qui ont été faites ne peuvent jamais détruire les faits positifs que la première commission (1826) a observés, parce que, quoique diamétralement opposés, ils peuvent être et sont également vrais.

« Je vous dis que vous ne pouvez pas plus vous constituer juges du magnétisme que de toute autre question scientifique, parce que vos jugemens sont eux-mêmes justiciables du progrès des sciences, et que votre jugement d'aujourd'hui peut être réformé demain »

EXAMEN DE 1826.

Les expériences présentées par M. Berna donnèrent lieu au rapport dont nous venons de parler. Depuis sept ans aucun travail académique n'avait été fait sur le magnétisme, et le dernier rapport remplissait trop bien les vues de nos antagonistes pour n'être pas exclusivement propagé. Le rapporteur,

---

(1) Dans la lecture et l'impression du rapport, on a mis le nom de *Cloquet* sans prénom. Le monde croit que c'est celui qui a fait l'opération du cancer à une somnambule insensible, et que, signant ce rapport hostile, il signe une espèce de rétractation. Mais au lieu de Jules Cloquet, c'est Hippolyte Cloquet!

M. Dubois, avait très-bien senti que, pour porter au magnétisme un coup puissant, il fallait anéantir l'œuvre d'une commission antérieure, qui avait déclaré la réalité de tous les phénomènes du magnétisme. Connaissant d'ailleurs qu'en 1831 la majorité de l'académie avait refusé l'impression du rapport favorable, d'après la proposition de M. Castel, qui s'écria : Si les faits annoncés par la commission sont réels, ils détruisent la moitié des connaissances physiologiques, il est donc dangereux de les propager au moyen de l'impression (séance du 28 juin) ; sachant que le rapport de M. Husson *avait seulement été autographié* et déposé aux archives, mesures qui avaient arrêté la propagation de ce travail dans le public médical, M. Dubois (d'Amiens), trouva très-utile, pour donner force à la commission dont il faisait partie, de glisser rapidement sur cet épisode remarquable du magnétisme.

En sorte que les médecins ne connaissent de sanctions académiques que celles rendues à l'instigation de M. Dubois en 1837, et de MM. Bouillaud, Velpeau, en 1838, pour l'affaire du docteur Pigeaire.

Le monde n'est guère plus avancé, n'ayant pas suivi les travaux dont la commission de l'académie de médecine rendit compte en 1831, car à cette époque les affaires politiques occupaient encore les esprits ; et les documens publiés par le docteur Foissac, sur le rapport de 1831, formant un ouvrage assez important, la curiosité n'a pas été jusqu'à vouloir se procurer ce volume.

Pour nous, nous devons dire qu'il existe un travail opéré par neuf académiciens, lesquels ont reconnu la réalité des phénomènes du magnétisme ; ce travail fait une bonne et valable contre-partie des expériences négatives faites sur *deux sujets* devant neuf autres académiciens.

En séance du 28 février 1826, l'académie avait délégué, pour procéder à l'examen du magnétisme, une commission de neuf membres. Ces commissaires restèrent plusieurs années à rechercher des faits et à répéter leurs expériences ; enfin, en juin 1831, ils livrèrent à la société qui les avait investis de sa confiance un rapport dont voici une partie des conclusions :

« Un certain nombre des effets obtenus nous ont paru dépendre du magnétisme seul, et ne se sont pas reproduits sans lui. Ce sont des phénomènes physiologiques et thérapeutiques bien constatés.

« Les effets produits par le magnétisme sont très-variés : il agite les uns, calme les autres ; le plus ordinairement il cause l'accélération momentanée de la respiration et de la circulation, des mouvemens convulsifs fibrillaires passagers, ressemblant à des secousses électriques, un engourdissement plus ou moins profond, de l'assoupissement, de la somnolence, et, dans un petit nombre de cas, ce que les magnétiseurs appellent somnambulisme.

« Il s'opère ordinairement des changemens plus ou moins remarquables dans les perceptions et les facultés des individus qui tombent en somnambulisme par l'effet du magnétisme.

« Quelques-uns, au milieu du bruit de conversations confuses, n'entendent que la voix de leur magnétiseur ; plusieurs répondent d'une manière précise aux questions que celui-ci, ou que les personnes avec lesquelles on les a mis en rapport, leur adressent ; d'autres entretiennent des conversations avec toutes les personnes qui les entourent : toutefois il est rare qu'ils entendent ce qui se passe autour d'eux. La plupart du temps ils sont complètement étrangers au bruit extérieur et inopiné fait à leur oreille, tel que le retentissement de vases de cuivre vivement frappés près d'eux, la chute d'un meuble, etc.

« Les yeux sont fermés, les paupières cèdent difficilement aux efforts qu'on fait avec la main pour les ouvrir ; cette opération, qui n'est pas sans douleur, laisse voir le globe de l'œil convulsé et porté vers le haut, et quelquefois vers le bas de l'orbite.

« Quelquefois l'odorat est comme anéanti. On peut leur faire respirer l'acide muriatique ou l'ammoniac, sans qu'ils en soient incommodés, sans même qu'ils s'en doutent. Le contraire a lieu dans certains cas, et ils sont sensibles aux odeurs.

« La plupart des somnambules que nous avons vus étaient complètement insensibles. On a pu leur chatouiller les pieds, les narines et l'angle des yeux par l'approche d'une plume, leur pincer la peau de manière à l'ecchymoser, la piquer sous l'ongle, avec des épingles enfoncées à l'improviste à une assez grande profondeur, sans qu'ils aient témoigné de la douleur, sans qu'ils s'en soient aperçus. Enfin, on en a vu une qui a été insensible à une des opérations les plus douloureuses de la chirurgie, et dont la figure, ni le pouls, ni la respiration n'ont pas dénoté la plus légère émotion.

« Nous n'avons pas vu qu'une personne magnétisée pour la première fois tombât en somnambulisme. Ce n'a été quelquefois qu'à la huitième ou dixième séance que le somnambulisme s'est déclaré.

« Nous avons constamment vu le sommeil ordinaire, qui est le repos des organes des sens, des facultés intellectuelles et des mouvemens volontaires, précéder et terminer l'état de somnambulisme.

« Pendant qu'ils sont en somnambulisme les magnétisés, que nous avons observés, conservent l'exercice des facultés qu'ils ont pendant la veille. Leur mémoire même paraît plus fidèle et plus étendue, puisqu'ils se souviennent de ce qui s'est passé pendant tout le temps et toutes les fois qu'ils ont été en somnambulisme.

« Nous avons vu deux somnambules distinguer, les yeux fermés, les objets que l'on a placés devant eux; ils ont désigné, sans les toucher, la couleur et la valeur des cartes; ils ont lu des mots tracés à la main, ou quelques lignes de livres que l'on a ouverts au hasard. Ce phénomène a eu lieu alors même qu'avec les doigts on fermait exactement l'ouverture des paupières (1).

(1) « Le 12 janvier, la commission se rassembla de nouveau chez M. Foissac, où se trouvaient M. Em. de Las Cases, député; M. le comte

« Nous avons rencontré chez deux somnambules la faculté de prévoir les actes de l'organisme plus ou moins éloignés, plus ou moins compliqués. L'un d'eux a annoncé plusieurs jours, plusieurs mois d'avance, le jour, l'heure et la minute de l'invasion et du retour d'accès épileptiques ; l'autre a indiqué l'époque de sa guérison. Leurs prévisions se sont réalisées avec

---

de Rumigny, premier aide-de-camp du roi ; et M. Ségalas, membre de l'académie. M. Foissac nous annonça qu'il allait endormir Paul ; que, dans cet état de somnambulisme, on lui appliquerait un doigt sur chaque œil fermé, et que, malgré cette occlusion complète des paupières, il distinguerait la couleur des cartes, qu'il lirait le titre d'un ouvrage et quelques mots ou lignes indiqués au hasard dans le corps même de l'ouvrage. Au bout de deux minutes de gestes magnétiques, Paul est endormi. Les paupières étant tenues fermées constamment et alternativement par MM. Fouquier, Itard, Marc et le rapporteur, on lui présente un jeu de cartes neuves, dont on brise la bande de papier portant le timbre de la régie ; on les mêle, et Paul reconnaît facilement et successivement : les roi de pique, as de trèfle, dame de pique, neuf de trèfle, sept de carreau, dame de carreau et huit de carreau.

« On lui présente, ayant les paupières tenues fermées par M. Ségalas, un volume dont le rapporteur s'était muni. Il lit sur le titre : *Histoire de France.* Il ne peut lire les deux lignes intermédiaires, et lit sur la cinquième le nom seul *Anquetil*, qui y est précédé de la préposition *par*. On ouvre le livre à la page 89, et il lit à la première ligne : *le nombre de ses....* il passe le mot *troupes*, et continue : *Au moment où on le croyait le plus occupé des plaisirs du carnaval....* Il lit également le titre courant *Louis*, mais ne peut lire le chiffre romain qui le suit. On lui présente un papier sur lequel on a écrit les mots *agglutination* et *magnétisme animal*. Il épelle le premier et prononce les deux autres. Enfin on lui présente le procès-verbal de cette séance ; il en lit assez distinctement la date et quelques mots plus lisiblement écrits que d'autres. Dans toutes ces expériences, les doigts ont été appliqués sur la totalité de la commissure de chaque œil, en pressant de haut en bas la paupière supérieure sur l'inférieure, et nous avons remarqué que le globe de l'œil avait été dans un mouvement constant de rotation, et paraissait se diriger vers l'objet soumis à la vision. (Texte du rapport).

une exactitude remarquable. Elles ne nous ont paru s'appliquer qu'à des actes ou des lésions de leur organisme.

« Nous n'avons rencontré qu'une seule somnambule qui ait indiqué les symptômes de la maladie de trois personnes avec lesquelles on l'avait mise en rapport. Nous avions cependant fait des recherches sur un assez grand nombre (1).

---

(1) «La commission trouva parmi ses membres quelqu'un qui voulut bien se soumettre à l'exploration de la somnambule ; ce fut M. Marc. Mlle Céline fut priée d'examiner avec attention l'état de la santé de notre collègue. Elle appliqua la main sur le front et la région du cœur, et au bout de trois minutes elle dit que le sang se portait à la tête ; qu'actuellement M. Marc avait mal dans le côté gauche de cette cavité ; qu'il avait souvent de l'oppression surtout après avoir mangé ; qu'il devait avoir souvent une petite toux ; que la partie inférieure de la poitrine était gorgée de sang ; que quelque chose gênait le passage des alimens ; que cette partie (et elle désignait la région de l'appendice xiphoïde) était rétrécie ; que pour guérir M. Marc il fallait qu'on le saignât largement, que l'on appliquât des cataplasmes de ciguë, et que l'on fît des frictions avec du laudanum sur la partie inférieure de la poitrine ; qu'il bût de la limonade gommée, qu'il mangeât peu et souvent, et qu'il ne se promenât pas immédiatement après le repas.

« Il nous tardait d'apprendre de M. Marc s'il éprouvait tout ce que cette somnambule annonçait ; il nous dit qu'en effet il avait de l'oppression lorsqu'il marchait en sortant de table ; que souvent il avait de la toux, et qu'avant l'expérience il avait mal dans le côté gauche de la tête, mais qu'il ne ressentait aucune gêne dans le passage des alimens.

« Nous avons été frappés de cette analogie entre ce qu'éprouve M. Marc et ce qu'annonce la somnambule ; nous l'avons soigneusement annoté, et nous avons attendu une autre occasion pour constater de nouveau cette singulière faculté. Cette occasion fut offerte au rapporteur, sans qu'il l'eût provoquée, par la mère d'une jeune demoiselle à laquelle il donnait des soins depuis fort peu de temps.

« Mlle de N***, âgée de vingt-trois à vingt-cinq ans, était atteinte

« Quelques-uns des malades magnétisés n'ont réssenti aucun bien. D'autres ont éprouvé un soulagement plus ou moins marqué, savoir : l'un la suspension de douleurs habituelles, l'autre le retour des forces ; un troisième un retard de plusieurs

---

depuis deux ans environ d'une hydropisie ascite, accompagnée d'obstructions nombreuses, les unes du volume d'un œuf, d'autres du volume du poing, quelques-unes du volume d'une tête d'enfant, et dont les principales avaient leur siége dans le côté gauche du ventre. L'extérieur du ventre était inégal, bossué, et ces inégalités correspondaient aux obstructions dont la capacité abdominale était le siége. M. Dupuytren avait déjà pratiqué dix ou douze fois la ponction à cette malade, et avait toujours retiré une grande quantité d'albumine claire, limpide, sans odeur, sans aucun mélange. Le soulagement suivait toujours l'emploi de ce moyen.

Le 21 février 1827, le rapporteur alla chercher M. Foissac et Mlle Céline, et il les conduisit dans une maison, rue du Faubourg-du-Roule, sans leur indiquer ni le nom, ni la demeure, ni la nature de la maladie de la personne qu'il voulait soumettre à l'examen de la somnambule.

La malade ne parut dans la chambte où se fit l'expérience que quand M. Foissac eut endormi Mlle Céline ; et alors, après avoir mis une de ses mains dans la sienne, elle l'examina pendant huit minutes, non pas comme le ferait un médecin en pressant l'abdomen, en le pecutant, en le scrutant dans tous les sens, mais seulement en appliquant légèrement la main à plusieurs reprises sur le ventre, la poitrine, le dos et la tête.

Interrogée pour savoir d'elle ce qu'elle aurait observé chez mademoiselle de N***, elle répondit que tout le ventre était malade, qu'il y avait un squirrhe et une grande quantité d'eau du côté de la rate ; que les intestins étaient très-gonflés ; qu'il y avait des poches où des vers étaient renfermés ; qu'il y avait des grosseurs du volume d'un œuf dans lesquelles étaient contenues des matières puriformes, et que ces grosseurs devaient être douloureuses ; qu'il y avait au bas de l'estomac une glande engorgée, de la grosseur de trois de ses doigts ; que cette glande était dans l'intérieur de l'estomac et devait nuire à la digestion ; que la maladie était ancienne, et qu'enfin Mlle de N*** devait avoir des maux de tête. Elle conseilla l'usage d'une tisane de bourrache et de chiendent nitrée, de cinq onces

mois de l'apparition des accès épileptiques, et un quatrième la guérison complète d'une paralysie grave et ancienne.

« Considéré comme agent de phénomènes physiologiques ou comme moyen thérapeutique, le magnétisme devrait trouver sa place dans le cadre des connaissances médicales, et par conséquent les médecins seuls devraient en faire ou en surveiller l'emploi, ainsi que cela se pratique dans les pays du Nord.

« La commission n'a pu vérifier, parce qu'elle n'en a pas eu l'occasion, d'autres facultés que les magnétiseurs avaient annoncé exister chez les somnambules. Mais elle a recueilli et elle communique des faits assez importans pour penser que l'*Académie devrait encourager les recherches sur le magnétisme*, comme une branche *très-curieuse de psycologie et d'histoire naturelle.*

« *Ont signé :* BOURDOIS DE LA MOTTE, — FOUQUIER, — GUÉNEAU DE MUSSY, — GUERSENT, — ITARD, — J. LEROUX, — MARC, — THILLAYE, — HUSSON, rapporteur. »

---

de suc de pariétaire pris chaque matin, et de très-peu de mercure pris dans du lait; elle ajouta que le lait d'une chèvre que l'on frotterait d'onguent mercuriel, une demi-heure avant de la traire, conviendrait mieux; en outre elle prescrivit des cataplasmes de fleurs de sureau constamment appliqués sur le ventre, des frictions sur cette cavité avec de l'huile de laurier, et à son défaut avec le suc de cet arbuste uni à l'huile d'amandes douces, un lavement de décoction de kina coupée avec une décoction émolliente. La nourriture devait consister en viandes blanches, laitage, farineux, point de citron. Elle permettait très-peu de vin, un peu de rhum à la fleur d'oranger, ou de la liqueur de menthe poivrée. Ce traitement n'a pas été suivi, et l'eût-il été, il n'aurait pas empêché la malade de succomber. Elle mourut un an après; l'ouverture du cadavre n'ayant pas été faite, on ne put vérifier dans tous ses détails ce qu'avait dit la somnambule. (*Texte du rapport.*)

Je viens de citer le travail que les académiciens antagonistes du magnétisme voudraient bien faire disparaître; l'homme impartial jugera si les noms des savans qui se sont livrés pendant plusieurs années à des expériences pratiques sur un grand nombre d'individus ne valent pas les noms des académiciens qui ont établi un rapport *sur le magnétisme*, d'après l'examen de *deux sujets !*

EXAMEN DU DOCTEUR PIGEAIRE.

En 1838 M. Pigeaire, médecin à Montpellier, avait montré sur sa propre enfant le phénomène de vision malgré l'occlusion parfaite des yeux, aux membres de la faculté de Montpellier. La constatation de ce phénomène fit faire au magnétisme de véritables progrès parmi les savans de cette faculté, bien qu'un assez grand nombre aient persisté à nier. M. Pigeaire crut servir la science en envoyant à l'académie de médecine de Paris la relation des faits, accompagnée d'un procès-verbal détaillé, signé par M. le docteur Lordat, professeur de physiologie à la faculté de Montpellier; il terminait en invitant les deux membres les plus incrédules de la dernière commission, qui avaient renié le magnétisme, à venir examiner ce phénomène. C'étaient MM. Dubois, d'Amiens, et Bouillaud. M. Pigeaire promettait indemnité de voyage s'ils reconnaissaient une erreur.

Les commissaires, qui demeuraient encore en permanence de pouvoir, furent saisis de ces nouvelles propositions, et répondirent que M. Burdin avait offert 3,000 francs à la personne qui lirait sans le secours des yeux et du toucher, qu'en conséquence M. Pigeaire pouvait venir à Paris présenter le phénomène qu'il annonçait.

M. Pigeaire se rendit à Paris, et, après diverses visites à quelques membres de l'académie, il eut l'imprudence de faire *chez lui* des expériences préparatoires à celles que devait juger la commission. Des journaux rendirent un compte des plus favorables de ces séances; des procès-verbaux furent rédigés et signés par des médecins de l'académie, et tout le monde annonçait le triomphe du magnétisme. Ces rapports mirent les commissaires dans une position difficile, eux qui par leurs paroles, leurs écrits, avaient constamment déclaré la fausseté des phénomènes magnétiques. On mit l'orgueil aux prises avec le devoir, et l'orgueil l'emporta.

Aucun des commissaires n'avait vu les expériences faites chez M. Pigeaire; mais MM. Cornac et Velpeau, antagonistes *quand même*, avaient assisté à quelques-unes. Ces médecins s'adjoignirent à la commission, et communiquèrent à ses membres comment les expériences avaient lieu. Un moyen restait pour échapper à la défaite, c'était de faire une condition inadmissible. M. Burdin, en demandant qu'on lût sans les yeux, n'avait pas spécifié comment on empêcherait la vision. MM. les commissaires apprirent que l'appareil dont on couvrait les yeux de mademoiselle Pigeaire ne s'étendait que jusqu'au bas du nez et jusque sur les sourcils, et que M. Pigeaire avait déclaré que l'enfant ne pouvait lire si le bas de la figure était enveloppé. Il fut facile de proposer précisément cette condition, et on présenta à M. Pigeaire une espèce de masque. M. Pigeaire objecta ses motifs, alléguant qu'il était facile d'empêcher la vision avec l'appareil dont il se servait. M. Pigeaire dit en outre que le livre apporté, bien entendu par la commission, serait placé hors de la direction des rayons visuels.

Les commissaires refusèrent, et firent à l'académie un rapport dont voici la plus grande partie :

« Dans une première entrevue la commission s'est occupée des conditions du bandeau. »

— Il n'y a eu qu'une seule entrevue !

« Ce bandeau se compose d'un morceau de toile, d'une couche épaisse de coton et de trois couches de velours, le tout ayant *quatre* travers de doigt; il est parfaitement opaque. »

— C'étaient six travers de doigt! et que dire du *il est parfaitement opaque ?*

« La commission, dit M. Pigeaire, pourra coller sur la peau le bord inférieur du bandeau avec de la gomme et du taffetas. »

– Ah ! Messieurs, c'est ainsi que cela s'est toujours fait!

« La commission a trouvé que ce mode d'expérimentation n'offrait pas toutes les garanties requises, car avec un bandeau aussi étroit rien n'empêche quelque rayon lumineux de passer par son bord inférieur. »

— La commission n'en sait rien, elle n'a pas essayé l'appareil, elle n'a pas vu l'expérience! Elle devait s'en assurer avant de rien dire.

« La commission a passé à l'examen du second point, à savoir, la position du livre que la somnambule devait lire. Encore ici M. Pigeaire avait son plan arrêté. Il faut, a-t-il dit, que ma fille fasse ce qu'elle veut une fois qu'elle est magnétisée : sa clairvoyance ne s'exerce que de bas en haut, elle place ordinairement son livre sur ses genoux. »

— Ce que c'est que de parler sans savoir! Le livre a toujours été posé, lors des expériences, sur une table, et même sur un pupitre placé sur cette table!

« La commission a fait observer que le livre étant sur les genoux n'offrait pas une condition rassurante; elle a exigé par conséquent que le livre fût placé dans une direction horizontale. »

— Vous n'aviez pas besoin d'exiger ce qui se faisait dans chacune de nos expériences.

« Par suite de ses refus, M. Pigeaire s'est trouvé en dehors des conditions du programme de M. Burdin. La commission avait en effet pour mission de constater la réalité du phénomène magnétique, avec les précautions propres à rassurer contre toute espèce de supercherie; ce sont justement ces précautions que M. Pigeaire n'a pas cru devoir accepter. »

— C'est vous, Messieurs les commissaires, qui avez refusé les conditions que vous paraissez demander, tant sous le rapport de la position du livre que sur le constat sévère de l'occlusion des yeux.

« En conséquence M. Pigeaire s'est borné à faire fonctionner sa somnambule à sa manière. »

— Qui ne croirait pas, en lisant cette phrase, que MM. les commissaires ont vu fonctionner *cette machine vivante?*

« La somnambule a lu en effet; mais, à ce que l'on présume, à l'aide de faibles rayons qui pénétraient par le bord inférieur du bandeau, et après une heure et demie de contorsions de la figure et du corps, capables de déplacer plus ou moins le bandeau. »

— Les procès-verbaux qui ont été transcrits, et les signatures qui y sont apposées, donnent un démenti formel à l'allégation des commissaires : si l'un d'eux eût assisté à une seule expérience, il n'y aurait pas eu *présomption*, il y aurait eu *certitude*. Peut-on oser faire un rapport pareil !

Quatre membres de l'académie, MM. Delens, Adelon, Jules Cloquet et Pelletier, qui avaient assisté aux expériences *particulières*, voulurent en vain démontrer que la commission n'avait pas rempli sa mission. Elle était chargée d'examiner le fait qu'annonçait M. Pigeaire, sauf à le déclarer faux; elle s'en est gardée et semble faire croire qu'elle a examiné.

Que pouvaient ces savans?

Les journaux de la faculté publièrent que la fraude et la supercherie de M. Pigeaire avaient été dévoilées....., et beaucoup de personnes ont cru cela !....

Cependant les médecins de bonne foi qui assistèrent aux séances préparatoires, ne doutant pas, à la vue de ce qui s'était passé sous leurs yeux, que la commission ne reconnût le fait en litige, n'hésitèrent pas à tenir des procès-verbaux des expériences et à les signer.

Ces pièces sont restées pour saper le singulier factum de M. Girardin, le rapporteur, et elles ont naturellement mis ceux qui les ont signées dans une position un peu désagréable, car les *forts* de l'académie les *plaignent* de s'être laissé prendre. Les lecteurs vont juger si les hommes dont les noms suivent sont aussi simples que MM. Bouillaud, Dubois et consorts voudraient bien le faire croire.

PROCÈS-VERBAL RÉDIGÉ PAR M. BOUSQUET.

« Le 7 juillet 1838, à quatre heures de relevée, MM. Arago, Orfila, Ribes, Gerdy, Réveillé-Parise, Bousquet et Mialle, se sont réunis chez M. Pigeaire, pour être témoins d'une expérience dite magnétique. Le sujet de l'expérience est Mlle Pigeaire, âgée de douze ans.

« On dit que lorsque cette jeune personne est en état de somnambulisme magnétique, elle a la singulière propriété de lire les yeux recouverts d'un bandeau parfaitement opaque.

« L'objet de l'expérience était de vérifier le fait.

« Le bandeau, large de six travers de doigt, est composé d'une bande de toile fine, que l'on applique d'abord sur les yeux, puis on met deux tampons de coton en rame, et finalement trois couches de velours noir, que l'on fixe autour de la tête. Ensuite on colle deux bandes de taffetas d'Angleterre, qui adhèrent aux joues et au nez, et l'on applique encore une bandelette de ce taffetas perpendiculairement de haut en bas, pour ajouter aux adhérences des premières bandelettes, le long du nez.

« M. Arago a appliqué cet appareil sur ses yeux, et il est convenu qu'il n'y voyait rien.

« M. Orfila s'est soumis à la même application et a déclaré qu'il lui serait impossible de distinguer les ténèbres de la lumière.

« M. Gerdy a dit qu'il distinguait les ténèbres de la lumière, mais qu'il lui serait impossible de voir les objets même les plus apparens.

« Après ces essais, on a appelé Mlle Pigeaire, elle s'est assise dans un fauteuil, auprès d'une table, et après quelques passes faites par sa mère, elle a déclaré qu'elle était suffisamment magnétisée.

« On lui a posé successivement et avec la plus minutieuse attention les diverses pièces dont se compose l'appareil.

« A peine cette application était-elle faite qu'elle a dit qu'elle était malade, qu'elle souffrait de la tête; elle s'est agitée, elle s'est plainte souvent, tellement que les témoins, touchés de ses plaintes, ont plusieurs fois invité Mme Pigeaire et la somnambule elle-même à remettre la séance à un autre jour.

« A ce moment M. Gerdy, que ses affaires appelaient ailleurs, a quitté la séance. (M. Gerdy sort toujours au milieu des expériences et les raconte ensuite d'un bout à l'autre.)

« Enfin, après une heure d'attente, la somnambule a dit qu'elle était disposée à lire. M. Orfila tenait à la main une petite brochure in 8°, intitulée *Compte-rendu de la Clinique de l'Hôtel-Dieu;* il l'avait reçue la veille de l'auteur; elle n'était pas encore coupée.

« Posée *sur la table*, elle a été ouverte à la page 11, et cette page recouverte d'une lame de verre transparente. Alors la somnambule, dans l'attitude d'une personne qui lit, a promené le doit indicateur de la main droite sur le verre, et a lu distinctement et presque couramment environ une douzaine de lignes, et indiquant exactement la ponctuation. Elle ne s'arrêtait sensiblement que sur les mots qui, tels que ceux de chirurgie, Dupuytren, exigeaient de sa part un peu plus d'attention. Arrivée à la fin de la page, M. Arago a tourné quelques feuillets, et la somnambule a lu encore quelques lignes de la page 17.

« Enfin elle a commencé avec M. Orfila une partie d'écarté, avec l'attention de désigner toujours les cartes qu'elle jetait et celles de son adversaire. Elle ne s'est jamais trompée.

« Les épreuves terminées, un des témoins a détaché le bandeau de haut en bas, lentement et de manière à permettre aux autres de s'assurer qu'aucune pièce de l'appareil ne s'était déplacée. *Le taffetas adhérait si fortement* qu'il a laissé des traces sensibles sur les joues de la somnambule.

« La séance a duré deux heures.

« *Ont signé :* BOUSQUET, D. M., secrétaire de l'académie de médecine. — RIBES, de l'Institut, médecin de l'Hôtel-des-Invalides. — ORFILA, doyen de la Faculté de médecine. — RÉVEILLÉ-PARISE, D. M. — MIALLE, littérateur. »

Six autres procès-verbaux ont constaté le fait que la commission déléguée pour examiner n'a pas voulu observer.

Voici une partie des signatures :

GEORGES SAND. — CHARLOTTE MARLIANI. — ALBÉRIC SECOND, du *Charivari.* — L. FAUCHER, du *Courrier français.* — LESSEPS, du *Commerce.* — d'ALTON-SHÉE. — JACOTOT père. — Les docteurs FRAPPART, — VIMONT, — JACOTOT, — H. de MONTÈGRE, — PARISET, secrétaire perpétuel de l'académie, — GUENEAU DE MUSSY, — ADELON.

Depuis, et cela tout dernièrement, l'académie a été mise en demeure pour la constatation d'un phénomène semblable, mais la voix des anti-magnétistes a étouffé celle des hommes sages, et l'académie a déclaré que toute réclamation relative au magnétisme ne serait, à l'avenir, soumise à aucun examen.

J'ai placé entre les mains de tous les documens de l'histoire toute récente du magnétisme. Ces documens sont authentiques, et je renvoie pour consulter leurs originaux aux livres spéciaux (1). Maintenant donc que chacun possède les pièces de ce grand procès qui s'est élevé entre les académiciens et les magnétiseurs, chacun pourra porter jugement et rendre justice à qui de droit.

---

(1) Puissance de l'électricité animale, par le docteur Pigeaire. — Rapport confidentiel sur le magnétisme à la congrégation de l'index.

TABLE.

Pages.

PREMIÈRE PARTIE.

Physiologie du magnétisme.

DEUXIÈME PARTIE.

Médecine du magnétisme.

TROISIÈME PARTIE.

Métaphysique du magnétisme.

QUATRIÈME PARTIE.

Documens historiques.

FIN DE LA TABLE.

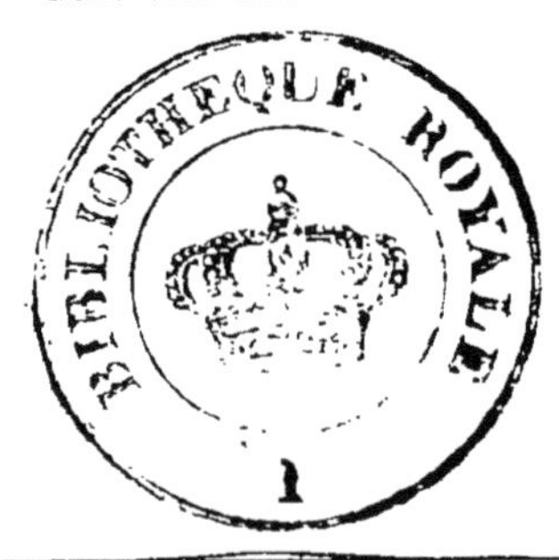

ORLÉANS. — IMPRIMERIE DE DANICOURT-HUET.

www.ingramcontent.com/pod-product-compliance
Ingram Content Group UK Ltd.
Pitfield, Milton Keynes, MK11 3LW, UK
UKHW020321200726
13857UKWH00001B/252